ÉTUDE MÉDICALE DES EAUX

sulfatées calciques (SOURCE DU LAC)

et ferrugineuses (SOURCES DU PRÉ ET DU CHEMIN)

de

SIRADAN

(Hautes-Pyrénées)

PAR

Louis DARTIGUES

ANCIEN INTERNE DES HOPITAUX DE PARIS

MEMBRE CORRESPONDANT DE LA SOCIÉTÉ ANATOMIQME

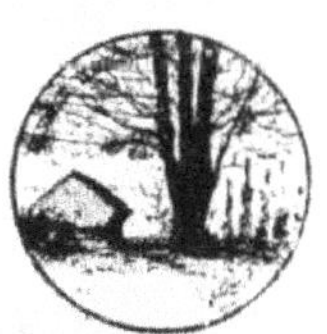

PARIS

IMPRIMERIE D'OUVRIERS SOURDS-MUETS

111 ter, rue d'Alésia (Villa d'Alésia)

—

1900

ÉTUDE MÉDICALE DES EAUX

sulfatées calciques (SOURCE DU LAC)

et ferrugineuses (SOURCES DU PRÉ ET DU CHEMIN)

de

SIRADAN

(Hautes-Pyrénées)

PAR

Louis DARTIGUES

ANCIEN INTERNE DES HOPITAUX DE PARIS

MEMBRE CORRESPONDANT DE LA SOCIÉTÉ ANATOMIQME

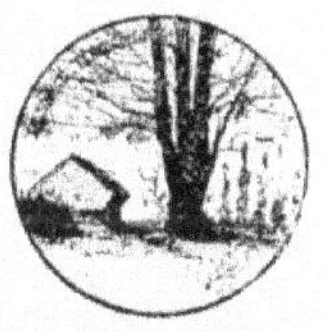

PARIS

IMPRIMERIE D'OUVRIERS SOURDS-MUETS

111 ter, rue d'Alesia (Villa d'Alesia)

—

1900

PUBLICATIONS DU MÊME AUTEUR

Presse médicale

Diverticules anormaux de la vésicule biliaire. — Conséquences au point de vue de la cholécystostomie *(20 Juin 1896)*.

Pyonéphrose d'un rein ectopié dans l'épaisseur du mésentère *(29 Juin 1898)*.

De l'incision cruciale et de la suture transversale sus-pubienne cachée par les poils dans la laparotomie médiane *(7 dessins de l'auteur. — 4 Octobre 1899)*.

Revue de gynécologie et de chirurgie abdominale de Pozzi

Étude étiologique et anatomo-pathologique des tumeurs solides de l'ovaire *(n° 4. Août 1899)*.

Symptomatologie des tumeurs solides de l'ovaire *(n° 5. Septembre et Octobre 1899)*.

Diagnostic et traitement des tumeurs solides de l'ovaire *(n° 6. Décembre 1899)*.

Étude sur les sutures autoplastiques et sur les sutures à fils temporaires non perdues appliquées à la cure radicale des hernies et aux laparotomies *(20 dessins de l'auteur. — n° 3. Mai-Juin 1900)*.

Revue de chirurgie

La scapulectomie ou ablation totale de l'omoplate avec conservation du membre supérieur dans les tumeurs malignes de cet os *(15 dessins de l'auteur. En collaboration avec M. le Dr Picqué, chirurgien de l'hôpital Bichat. — Avril 1900)*.

Nouvelle iconographie de la Salpêtrière

Lipomatose monstrueuse, principalement localisée à la partie sous-diaphragmatique du corps *(n° 3. Mai et Juin 1899. — En collaboration avec Bonneau)*.

Revue d'orthopédie de Kirmisson

Paralysie infantile localisée au membre supérieur gauche et datant de 22 ans. Amputation intra-deltoïdienne *(en collaboration avec Durrieux. — Mars 1900)*.

Fracture de la première phalange des quatre premiers orteils par cause indirecte. Radiographie *(Mai 1900)*.

Ankylose du coude. Ostéotomie trochléiforme (Opération de Defontaine). Résultats. Radiographies *(Juin 1900)*.

Bulletins de la Société anatomique

Fracture de la voûte orbitaire par balle de revolver *(17 Avril 1896)*.

Plaie thoracique et abdominale par balle de revolver *(1er Mai 1896)*.

Abcès du cerveau consécutif à une plaie par balle de revolver. Latence des symptômes *(en collaboration avec Keim. — 9 Octobre 1896)*.

Epithélioma du cholédoque *(en collaboration avec Vincent Griffon.
— 20 Novembre 1896)*.

Sarcome télangiectasique du sein. Anomalie congénitale de la région
lombo-sacrée ; queue pileuse *(Janvier 1897)*.

Sarcomatose des fémurs. Fracture symétrique spontanée *(en collaboration avec Keim. — Janvier 1897)*.

Application des rayons X dans un cas d'extraction d'aiguilles *(Janvier
1897)*.

Très volumineux osteosarcome du fémur chez une petite fille. Désarticu-
lation de la hanche *(Mars 1897)*.

Kyste simple de la mamelle non développé dans un néoplasme du sein
(Novembre et Décembre 1897).

Invagination ascendante du cœcum avec son appendice, du côlon ascen-
dant et d'une partie du transverse. Laparotomie *(Novembre,
Décembre 1897)*.

Tumeur à myéloplaxes de l'omoplate. Ablation du scapulum seul et
conservation du membre supérieur. Guérison *(10 Décembre 1897)*.

Moignon utérin et pièce d'éventration consécutive à une hysterectomie
avec pédicule externe, enlevés secondairement par une hysterectomie
abdominale totale *(29 Avril 1898)*.

Cancer primitif de l'œsophage et sarcome hémorrhagique du pouce chez
un ancien opéré de cancer du rein *(22 Juillet 1898. — En collaboration avec V. Griffon)*.

Tumeur solide de l'ovaire, fibro-sarcome de 2 kilog. 500 avec torsion du
pédicule sans phénomènes cliniques pouvant faire soupçonner cette
complication *(18 Novembre 1898)*.

Enorme kyste ovarique multiloculaire gauche avec gros fibrome utérin et
kyste dermoïde ovaro-tubaire droit, enlevés par hysterectomie abdominale totale. Guérison *(17 Mars 1899)*.

Sarcome du sein *(17 Novembre 1899, p. 334. — En collaboration
avec Claisse)*.

Sarcome mélanique de la joue *(en collaboration avec Claisse. — 17
Novembre, p. 936)*.

Kyste hydatique inclus dans le muscle grand fessier *(24 Novembre
1899, p. 976. — En collaboration avec Claisse'*.

Tumeur solide de l'ovaire *(en collaboration avec Claisse. — Novembre 1899)*.

Tuberculose génitale extra-utérine *(en collaboration avec Claisse.
— 2 Février 1900)*.

Luxation de la phalangette du pouce. Radiographie *(en collaboration
avec Durrieux. — 10 Décembre 1899)*.

Médical chronicle (Londres)

Enucléation et morcellement des fibromes sous-muqueux et interstitiels
par hysterotomie bicervico-vaginale uni ou bilatérale de Segond
(Mai 1900).

INTRODUCTION

Comme entrée en matière de ce travail, il ne nous semble pas inutile de dire pourquoi, les eaux minérales d'une station pyrénéenne, Siradan, nous ont paru vraiment dignes d'intérêt, et de montrer, en passant, à quel point de vue général, nous pensons qu'on doive envisager les questions de thérapeutique thermo-minérale, délaissée si longtemps, et souvent mal interprétée.

La littérature médicale concernant l'hydrologie est pauvre en travaux importants ou ayant en tout cas une certaine valeur d'ordre scientifique. Cela s'explique si l'on veut bien songer que les eaux minérales aussi nombreuses que peu étudiées, sont l'objet d'une certaine prévention, en raison des moyens de retentissement mis en œuvre pour assurer leur vogue et leur expansion. A force de parcourir des brochures, des annonces, des réclames concernant les stations thermales, à force d'avoir lu sur les étiquettes multicolores des bouteilles les magnifiques vertus des eaux qu'elles contiennent, de voir ainsi prôner leurs indications si multiples, et vanter leur polymorphisme thérapeutique, on finit par se créer à leur endroit un scepticisme, indulgent d'ailleurs, quand l'eau est agréable à boire. C'est pourquoi, bien des personnes, bien des médecins même, ont un préjugé définitif contre les Eaux minérales et contre aussi les travaux qui les concernent. De telle sorte, qu'il faut se hausser, semble-t-il, à une certaine hardiesse pour s'essayer en une étude sur une eau minérale pourtant utile à faire connaitre.

Et cependant, cette incrédulité vis-à-vis de l'action curative des sources minérales est certainement vaine; l'on doit faire abandon de ce scepticisme ironique et facile que trop de praticiens partagent à un moment où leurs connaissances incomplètes au sujet de l'utilité thérapeutique des eaux thermales constituent seules le fond de leur opinion incertaine.

II

Il faut reconnaître toutefois que dans ces dernière années, un mouvement de grande importance s'est produit dans l'étude des ressources que peuvent offrir les eaux thermales pour la guérison ou tout au moins l'amélioration des maladies. Les traités de thérapeutique commencent à leur faire la place qui leur revient; des hommes considérables ont apporté le poids de leur autorité et montré les bénéfices de leur usage; l'Académie de médecine nomme maintenant chaque année une commission des Eaux minérales; une Société d'hydrologie médicale s'est fondée à Paris; des chaires d'hydrologie ont été créées dans certaines facultés de province, en particulier à Toulouse; l'État a reconnu la nécessité de fonder dans quelques-unes des stations les plus connues et les plus fréquentées, des hôpitaux thermaux militaires comme ceux d'Amélie-les-Bains, de Bourbon l'Archambault, de Bourbonne-les-Bains, de Barèges, de Vichy, etc.; enfin, récemment, des voyages aux Eaux minérales ont été organisés dans le but d'initier pratiquement les jeunes médecins désireux de s'instruire et de se rendre utiles, aux questions d'hydrologie médicale dont il n'est plus permis de se désintéresser.

Jusqu'à présent, en effet, on peut dire qu'une grande majorité de médecins connait bien peu les stations d'eaux minérales de la France. Aussi le mouvement scientifique qui se dessine là va-t-il réaliser un grand progrès.

Trop souvent d'ailleurs, les malades ne recourent pas au conseil médical et vont aux eaux où il est le plus de mode d'aller ou pour lesquelles les annonces de la presse les incite à se mettre en voyage. Un certain nombre se fient à leur médecin cependant : ils lui parlent de stations dont ils ont lu le nom quelque part et qu'il ne connait même pas à leur grand étonnement, ou encore qu'il approuve, dans certains cas, sans élection, pourvu que cette expédition lointaine le débarrasse d'un client à l'affection chronique ou incurable ayant épuisé toutes ses ressources et tout son savoir.

Cela tient, en grande partie, à ce qu'il est difficile de se reconnaître en face du nombre imposant d'eaux minérales; on en retient difficilement la situation géographique, les propriétés curatives, le classement méthodique, parce que les indications en sont données trop souvent et trop indistinctement les mêmes, parce que, dans un intérêt bien mal compris, on a voulu faire embrasser pour ainsi dire aux eaux minérales une gamme thérapeutique trop étendue pour ne pas être irréelle.

Néanmoins, il pourra devenir de plus en plus aisé de se guider dans une telle étude par les travaux à venir qui établiront une sélection et une mise au point nécessaires. Les Sources qu'ont fait découvrir dans le passé l'instinct primitif des populations ou le pur hasard ou qu'a spécifiées l'empirisme, seront mieux étudiées et par suite mieux connues selon un rang fixé par leur seul mérite. Telle eau que l'on allait boire ou dans laquelle on allait se baigner comme à une eau de Jouvence destinée à rendre toute santé à toute maladie se voit déjà maintenant réduite justement à ses vrais attributs, à son exacte valeur et, pour ainsi parler, à sa localisation thérapeutique.

La question est du reste complexe, car à côté de la composition chimique d'une eau minérale donnée, il y a aussi des conditions climatériques, d'altitude, de configuration géologique, de flore, de saison même, dont il faut tenir compte, qui ne sont pas étrangères à son pouvoir de guérison, et qui lui constituent autant d'auxiliaires précieux, complétant, permettons-nous la comparaison, sa formule chimique, lui servant pour ainsi dire d'excipient, telle une substance médicamenteuse principale est associée à d'autres éléments selon des doses proportionnellement combinées. Chaque eau thermale a ses vertus extrinsèques et intrinsèques et c'est pour cette raison que sa puissance curative est bien plus mise en valeur quand elle est consommée sur place, à la source même.

Les eaux minérales ne doivent donc pas être conseillées au hasard ou selon un classement trop général, car dans un groupe générique il y a des nuances infinies : ainsi ne faudra-t-il pas, par exemple, ordonner une eau sulfureuse ou alcaline, simplement parce que sulfureuse ou alcaline, mais en raison de ce qu'elle contient de substance chimique principale, soufre ou matériaux alcalins, qui en fait sa caractéristique, et de ce qu'elle est associée à d'autres éléments minéraux et suivant telle ou telle température.

C'est comme un vrai médicament dosé avec réflexion qu'il faut prescrire une eau minérale, en prenant en considération les questions d'âge, de tempérament, de certains états physiologiques, du siège plus spécial à un organe des phénomènes morbides, de l'état général altéré au point de se répercuter en processus pathologiques secondaires et localisés.

Le médecin devra donc, désormais, ne plus négliger des connaissances hydrologiques indispensables. Il faut qu'il sache la situation géographique, la composi'ion chimique, les propriétés thérapeutiques des Eaux minérales, s'il désire être utile à son malade et s'il ne veut pas s'exposer à certains déboires.

En envoyant un malade à une station thermale, il faut qu'il le prévienne des effets qu'il pourra éprouver de ses eaux, de certaines manifestations déterminées par elles et qui ne font que traduire d'une façon plus inquiétante que dangereuse les phases de guérison et les efforts du processus curateur, que le patient prend à tort comme une accentuation de son mal. Qu'un malade, atteint de lithiase biliaire par exemple, se rende à des eaux bicarbonatées sodiques ou sulfatées calciques, au bout de quelques jours, à la suite d'une ingestion d'eau plus ou moins abondante, il éprouve une série de malaises, il est pris d'une colique hépatique plus douloureuse parfois que les précédentes, il devient ictérique, tous phénomènes qui ne sont en somme que la marque curatrice de l'eau minérale : croyant que le médecin a « mal vu son cas », intimement persuadé qu'il n'a pas su discerner les eaux qui « convenaient à son tempérament », il prend le prochain train, quitte la station comme un lieu maudit, et « épithétisant » son médecin dans une crise d'imprécations, il court à une autre station dont une affiche flamboyante a fait miroiter le nom à son œil courroucé, peut-être intimement séduit par les attraits d'un casino ou des élégances émotives qui ne sont guère malheureusement, les adjuvants des vertus d'une eau minérale.

Nous avons voulu ici, pour notre modeste part, fournir notre appoint minime mais consciencieux à l'hydrologie et faire connaître entre autres stations thermales qui sont une des richesses de la France, celle de Siradan.

Dans cette étude, nous suivrons l'ordre suivant :

1° Nous consacrerons un chapitre à l'historique de la station de Siradan;

2° Nous indiquerons la situation géographique, la géologie, l'altitude et le climat de Siradan;

3° Nous étudierons la composition chimique et la nature de ses eaux;

4° Nous décrirons leurs effets physiologiques;

5° Nous passerons enfin en revue leurs effets thérapeutiques.

L'action biochimique et physiologique d'une eau minérale est souvent difficile à déterminer d'une façon rigoureuse. L'interprétation de ces phénomènes n'est pas toujours aisée, aussi serons-nous assez brefs à leur sujet et ferons-nous seulement un exposé très simple des résultats observés.

Pour ce qui est de l'action curative des eaux alcalines et ferrugineuses de Siradan nous la montrerons d'après les données de l'observation sans trop nous appesantir sur la physiologie pathologique et nous nous garderons bien de choir à l'écueil accoutumé des travaux similaires, c'est dire que nous ne présenterons pas les eaux de Siradan comme une panacée universelle : qui trop veut prétendre, ne réussit qu'à insinuer un doute logique dans l'esprit de qui l'écoute ou le lit.

Pour la commodité de cet exposé thérapeutique thermal. nous rangerons les maladies que guérit et améliore Siradan dans les grands groupes pathologiques habituels, mais il ne faudra voir là qu'un cadre très large n'englobant qu'une partie des affections qui y rentrent. Un exemple fera mieux comprendre.

Les eaux de Siradan s'adressent plus spécialement aux

affections lithiasiques, biliaire et rénale : c'est ce point là que nous développerons principalement. Mais à côté, nous indiquerons les bénéfices curatifs obtenus par ces eaux dans le *diabète*, la *goutte* : or l'on sait qu'il s'agit là de maladies qui ont une certaine parenté avec les premières et qu'elles rentrent d'après les idées du professeur Bouchard dans la classe des *maladies par ralentissement de la nutrition*.

Nous dirons, à un moment encore, que certaines affections cutanées se trouvent bien de l'usage des eaux de Siradan, et ce, dans un chapitre intitulé *Maladies de la peau*, auquel nous ne consacrons d'ailleurs que quelques lignes ; mais nous ne voulons pas prétendre que les affections cutanées en général bénéficient de ces eaux. Par exemple, le diabète s'accompagne très souvent, de manifestations cutanées nombreuses et variées : il est évident qu'elles subiront du fait du traitement hydro-minéral une rétrocession concomitante de celle de l'affection diathésique : le diabète.

Quand nous parlons, brièvement, des *maladies nerveuses*, nous n'affirmons pas que la station de Siradan guérit les lésions systématisées du cerveau, de la moelle ou du bulbe, le tabes ou la sclerose en plaques, ou la syringomyelie, etc., mais nous disons simplement qu'elle est utile pour amener une sédation aux états nevropathiques variés liés à des maladies diverses, en particulier aux *affections utero-ovariennes*, du *tube digestif*, de la *chloro-anémie*, etc.

Nous croyons donc avoir été suffisamment réservé dans les appréciations qu'il nous a été permis de faire, jusqu'à présent, au sujet des vertus thérapeutiques des Eaux de Siradan, nous n'avons pas prétendu disperser leur action sur un domaine pathologique trop vaste pour qu'elle soit vraie, mais nous avons limité notre ambition à faire connaître davantage cette station thermale de Siradan, à indiquer et affirmer, en sincérité, ses réelles ressources dignes d'un véritable intérêt, et enfin à contribuer à l'hydrologie française dont l'étude a été jusqu'ici trop délaissée et parfois décriée.

Depuis plus de onze ans, nous avons eu l'occasion d'aller passer la saison d'été à Siradan. C'est ainsi que nous avons appris à connaître à fond cette charmante station thermale et les propriétés curatives de ses eaux alcalines et ferrugineuses. Nous avons pu étudier de près l'action de ces dernières, suivre nous-même un certain nombre de malades qui sont restés fidèles à ces Sources pour le grand bien qu'ils en retiraient, nous avons eu également l'avantage de profiter de la longue et sûre expérience des médecins de l'Etablissement, en particulier du regretté docteur Régi, et du distingué docteur Bordères qui dirige depuis longtemps le traitement hydro-minéral des malades adressés à cette station par les praticiens de la région du Sud-Ouest et des médecins de Paris. N'ignorant rien de ce qui concerne ses multiples ressources, de l'incontestable supériorité qu'elle possède dans la présence simultanée de sources alcalines, et de sources ferrugineuses, celles-ci pouvant être considérées comme les seules connues et captées de la *région pyrénéenne*; ayant une foi absolue, reposant sur les bases de l'expérience et de l'observation, dans leurs effets thérapeutiques, bien que par nos études et nos occupations personnelles, nous ayons été plus spécialement versé dans la pratique de la chirurgie et des affections gynécologiques, nous nous croyons, en toute conscience, autorisé à présenter au public médical ce travail sur la station thermale de Siradan qui mérite vraiment de voir grandir et sa réputation et son succès.

L. D.

Paris, 12 Mai 1900.

Au moment de mettre sous presse, une thèse inaugurale vient d'être passée par le Dr Gutmann devant la Faculté de médecine de Paris, sur les Eaux minérales de Siradan (*Dr Gutmann, th. Paris, juin 1900*).

Notre excellent confrère a bien voulu recueillir auprès de nous des éléments nécessaires à la rédaction de son mémoire. Nous avons été très heureux de pouvoir lui être utile en les mettant à sa disposition. Il a également bien voulu reproduire dans sa thèse des observations qui nous sont personnelles et s'inspirer de quelques idées que nous avons développées dans notre introduction. C'est pour ce motif que certains points auront pour ceux qui nous feront l'honneur de nous lire parallèlement des apparences, pour ainsi dire, quelque peu gémellaires.

Nous reproduirons presque *in extenso* à la fin de cette étude plusieurs des conclusions adoptées par cet auteur dans son travail. C'est la deuxième thèse de doctorat qui a été soutenue à Paris sur le même sujet. La première est du Dr Fontagnères et remonte à 1837.

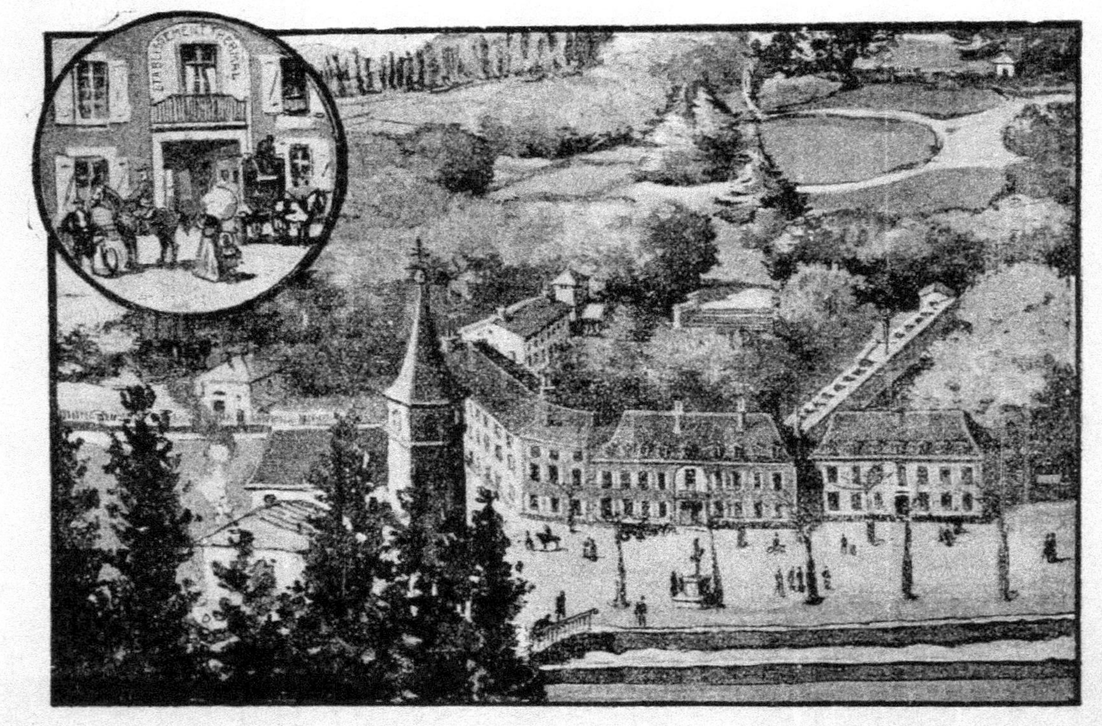
ÉTABLISSEMENT THERMAL

LES EAUX DE SIRADAN

(HAUTES-PYRÉNÉES)

Sources sulfatées, calciques, magnésiennes. — Sources ferrugineuses

Si les eaux minérales de Siradan n'ont pas encore atteint la réputation universelle qu'elles méritent, elles sont loin d'être cependant à l'origine de leur notoriété qui est grande, du moins dans la zone pyrénéenne et dans les régions méridionales de la France.

Les eaux thermales à action laxative, de constitution sulfatée, calcique et magnésienne, et les eaux ferrugineuses froides de cette station, ont été l'objet de nombreuses études scientifiques et de nombreuses publications.

Le rapide aperçu bibliographique que nous allons donner de ces travaux, tout en montrant la vulgarisation légitime de cette station balnéaire, donnera en même temps un **résumé** historique des eaux de Siradan.

Historique de la Station de Siradan et Bibliographie

Les trois sources de Siradan qui émergent du terrain calcaire de cette région non loin de son point d'affleurement avec le terrain ophitique, et qui se nomment : SOURCE DU LAC,

Source du Pré et Source du Chemin, sont connues depuis 1780, c'est-à-dire depuis un siècle et quart.

En 1812, le chimiste Save en donna la première analyse connue.

Dans une description parue en 1842, dans le *Routier des provinces méridionales*, sur la vallée de la Barousse, les vertus des eaux thermales de Siradan sont hautement prônées, et l'on y voit qu'à cette époque déjà lointaine, Siradan jouissait d'une certaine vogue.

Le Dr Fontagnères passe, à Paris, en 1837, une fort brillante thèse inaugurale sur les *eaux minérales de Siradan*. Dès lors les médecins de la région se préoccupent de cette station, et le très éminent professeur Filhol, directeur de l'Ecole de médecine de Toulouse, publie une analyse de ses eaux en 1847.

Peu de temps après, en 1851, le Dr Castillon fait paraître une notice intéressante sur les eaux de Siradan. Elles sont alors captées dans d'excellentes conditions et avec un soin extrême, la même année (1851), par Jules François, inspecteur des mines, le même auquel on doit le captage des sources de Luchon, de Cauterets, de Barèges.

Un peu plus tard, le 3 février 1853, le professeur Filhol fait sur les sources de Siradan nouvellement captées, une deuxième analyse chimique plus complète et pour ainsi dire définitive, à la suite de laquelle, sur un rapport remarquable d'Ossian Henry, chef de travaux chimiques, l'Académie de médecine donne son approbation et son encouragement à ces eaux, tandis qu'un arrêt ministériel, en date du 24 juin 1853, autorise l'exploitation des eaux de Siradan.

Vers 1880, le Dr Garrigou, professeur à la Faculté de médecine de Toulouse, hydrologiste distingué dont les travaux scientifiques sur les eaux des Pyrénées font autorité, procéda à une dernière analyse qui donna des résultats à peu près identiques à ceux obtenus par le professeur Filhol, mais beaucoup plus complets.

Depuis ont paru un certain nombre de travaux concernant Siradan et dont nous ne mentionnerons que les principaux : ceux du Dr Bacchi, ancien médecin-directeur de l'établissement, du Dr Planty, du Dr Régi, ancien médecin de la marine, qui a laissé une notice très étudiée et fort instructive (*Notice sur les sources de Siradan*, Toulouse, 1887) et qui fut lui-même le sujet d'un cas de guérison d'une affection hépatique contractée par un long séjour en Sénégambie. Citons, en passant également, une série d'articles sur les engorgements et l'hypertrophie du foie, sur les calculs biliaires, sur les dyspepsies nerveuses, sur l'anémie et la chlorose, traités par les eaux de Siradan, parus dans divers journaux médicaux : la *Gazette des Eaux*, le *Midi médical*, le *Languedoc médical*, dirigé par le Dr Rémond (de Metz), professeur à la Faculté de médecine de Toulouse (*Les eaux minérales de Siradan et les maladies de l'estomac*, par le Dr Fabrice, *Languedoc médical*, 1894). Il faut également citer les écrits du Dr Fontan (*Eaux minérales des Pyrénées*, 1859), du Dr Candellé, du Dr Cambron, inspecteur des thermes de Luchon, ancien interne des hôpitaux de Paris.

Enfin des articles scientifiques ont été consacrés à Siradan, dans le *Guide pratique des Eaux minérales* du Dr Constantin-James, dans le *Traité des Eaux minérales de France et de l'étranger*, du Dr Aud'honi, ancien médecin de l'Hôtel-Dieu de Paris, dans les grands dictionnaires de médecine : le *dictionnaire Jaccoud*, le *dictionnaire encyclopédique des sciences médicales de Dechambre* (3e série, t. IX).

Les eaux de Siradan ont été présentées à plusieurs expositions : à l'Exposition universelle de Paris de 1878 où elles obtinrent une place très honorable, à l'Exposition internationale de Toulouse de 1887 où elles eurent une médaille d'argent.

Situation géographique ; Géologie ; Altitude ; Climat

Siradan fait partie des Hautes-Pyrénées, et est situé à l'entrée de la vallée de la Barousse. Celle-ci formait avec les vallées de Magnoac, d'Aure et de Neste, le pays des Quatre-Vallées, où Pompée, revenant de combattre Sertorius en Espagne, établit ses légions. Le général romain n'y trouva que des peuplades éparses et presque sauvages. Dans le but de les civiliser, il les força à se réunir sur une colline (d'où le nom de *Convenæ*) et là, d'après Pline, Strabon et Grégoire de Tours, il fonda une cité qui reçut par cela même le nom de *Lugdunum Convenarum* qui n'est autre que Saint-Bertrand-de-Comminges dont les ruines dominent la plaine de Valcabrère (*Vallis caprarum*, vallée des chèvres).

La Barousse, dont l'entrée est commandée par la station de Siradan, et toute la région des Quatre-Vallées, furent possédées ensuite depuis des temps très reculés jusqu'à la Révolution de 1789 par deux seigneurs, haut justiciers, le baron de Bramevaque et le baron de Mauléon.

Vers l'an 1000, ce pays fut donné aux princes d'Aragon; il passa plus tard, en 1398, dans la maison des Armagnacs, pour être ensuite réuni par édit de Henri IV en 1607, à la couronne de France, et enfin, en 1790, faire partie du département des Hautes-Pyrenées, par décret de l'Assemblée Nationale. Les Etats de ce pays remontaient à 1300 et ils offraient cette singularité que le peuple seul y était admis à l'exclusion du clergé et de la noblesse.

Après cette digression historique sur le pays auquel appartient Siradan, parlons maintenant de la station elle-même.

D'où lui vient son nom ? Nous allons en donner une explication entre plusieurs à laquelle on peut accorder, si l'on veut, quelque crédit. On a attribué depuis longtemps aux eaux de Siradan le pouvoir de guérir les femmes de la stérilité; nous expliquerons plus loin par quel processus, l'action hydro-minérale peut dans quelques cas produire ce résultat heureux, quand il est néanmoins désiré. D'après quelques linguistes, l'étymologie du nom de cette jolie station thermale serait la suivante :

« *Sir, ser* », le sire; « *adest* » est présent, d'où Siradan. Ou encore : « *ser* », le sire; « *dan* », *dan*, en langue romane signifiant : *en bas;* en traduction un peu libre : Siradan, le Sire est dedans. L'on peut taxer de fantaisiste cette explication, mais toutefois elle a le mérite d'être amusante et valait d'être citée.

Siradan dépend de l'arrondissement de Bagnères-de-Bigorre, d'où il est distant de 48 kilomètres. Il est situé sur l'embranchement de la ligne de chemin de fer de Toulouse à Bayonne, qui va de Montréjeau à Luchon. Distant de Toulouse de 118 kilomètres, il est à 15 kilomètres après Montréjeau, à 7 kilomètres après Loures-Barbazan, à 21 kilomètres avant d'arriver à Bagnères-de-Luchon. Siradan est desservi par la gare de Saléchan-Siradan, éloignée seulement de 1 kilomètre 1/2.

Sur la droite, en allant vers Luchon, s'ouvre en demi-cercle une délicieuse vallée; après une dizaine de minutes de marche, en appuyant un peu sur la gauche, la vallée va en se rétrécissant et prend le nom de Val de Siradan, auquel fait suite la vallée de la Barousse.

La route de la Barousse s'engage entre deux contreforts de montagnes assez élevées, mais cependant pas si hautes qu'elles soient couvertes de neiges éternelles, ce qui a son importance pour le climat si doux de Siradan. A gauche, sont le Mayrout et le Ourmiguet couverts de forêts de sapins; à droite, c'est le Ger plus aride. A l'entrée du Val de Siradan, au pied même du Mayrout, se trouvent comme deux sentinelles avancées, l'église de Siradan et l'Etablissement thermal séparés par la route de Mauléon-Barousse : derrière, on commence à apercevoir les blanches maisons aux toits roses de Siradan, gracieusement étagées sur la droite et sur le flanc même du Ger, avec leurs jardins coquets et fleuris. Il y a là un coup d'œil vraiment agréable et reposant.

L'Etablissement balnéaire est formé par de vastes et élégantes constructions qui circonscrivent un magnifique jardin planté d'arbres gigantesques dont les branches séculaires planent et forment une véritable voûte d'ombre, qui en font un séjour très agréable, en plein air, même pendant les heures de chaleur la plus forte de la journée. C'est dans ce jardin, très bien abrité, sur les côtés par l'Etablissement lui-même, en haut par l'ombrage des grands arbres, que se trouve la *Source du Lac*. Au fond du jardin, un escalier monumental donne accès sur un immense et splendide parc qui s'étend en pente douce sur la flanc du Mayrout et qui permet des promenades hygiéniques et peu fatigantes non loin de l'établissement, ce qui est fort utile, on le conçoit, pour le traitement suivi. Au bout du parc, entourées de grands chênes, dans une superbe prairie, sont les deux sources ferrugineuses de la station : la *Source du Pré* et la *Source du Chemin*.

Dès que l'on quitte le fond du Val de Siradan où se trouve l'établissement, et l'entrée de la gorge, pour se porter sur les hauteurs qui le dominent, on a devant soi un des plus gracieux et vastes paysages que l'œil puisse rencontrer dans les pays de montagnes. D'abord, un cercle de montagnes qui circonscrivent un cirque immense traversé par la Garonne : ce sont : le *Mont de Galié* (867 mètres d'altitude), le *Pic de Montlas* (1769 mètres), le *Pic du Gard* (1780 mètres), majestueux et presque inaccessible, les *montagnes de Saint-Béat* dont on aperçoit les carrières de marbre apparaissant comme des glaciers lointains éclatants de blancheur. La Garonne, déjà large, serpente au milieu de verdoyantes prairies bordées de peupliers. La vallée de la Barousse elle-même, est comprise d'un côté entre le *Ger* (1048 mètres), de l'autre côté le *Mayroul* (850 mètres) et le *Ourmiguet* (1609 mètres).

Partout on aperçoit de magnifiques vergers, de gras pâturages, des vignobles, d'épaisses forêts de hêtres, de chênes et de pins, partout des montagnes boisées, des sentiers ombreux, des ruisseaux sonores et clairs se frayant un passage tout blanc d'écume sur un lit rocailleux, partout au loin, le regard embrasse un panorama de plus de trente villages, des fermes entourées de prairies juchées sur les hauteurs. Siradan est certainement un des sites les plus riants et les plus pittoresques de la chaîne pyrénéenne.

Cette station est traversée par le Gouhouron, ruisseau large et impétueux qui descend des hauteurs du Ourmiguet pour aller se jeter dans la Garonne.

L'altitude de Siradan est de 470 mètres au-dessus du niveau de la mer.

Si nous avons quelque peu insisté sur la disposition des montagnes qui entourent Siradan, sur leurs altitudes, cela

n'est pas pour une vaine description, mais bien pour mettre
en tout évidence l'intérêt qui en résulte et qui est celui-ci :
compris entre deux contreforts de montagnes qui ne sont
pas neigeuses, Siradan est à l'abri des caprices du vent chaud
de l'Espagne et du vent du Nord, ces deux calamités de la
région pyrénéenne : l'un brûlant tout sur son passage, tandis
que l'autre ramène souvent des journées d'hiver dans les
mois de l'été; les habitués de Luchon le savent bien.

Si nous avons insisté aussi sur la disposition topographique de Siradan, sur sa situation vraiment pittoresque et sé-
duisante, sur les chemins et sentiers bien entretenus des
alentours qui permettent des promenades sans fatigue à
d'assez grandes hauteurs, de telle sorte que même des personnes âgées peuvent accomplir un exercice salutaire en
même temps qu'elles peuvent avoir la jouissance du spectacle
varié de la belle nature environnante, ce dont sont trop
privés les vieillards dans ces pays de montagnes, c'est pour
montrer que Siradan n'est pas encaissé comme certaines stations
humides et glaciales, et n'a pas la platitude désolée de tant
d'établissements thermaux où, entre la buvette et le chalet de
nécessité, ne se place que la banale distraction d'un casino.

Par son altitude moyenne au dessus du niveau de la mer,
quoique en pays montagneux, par l'égalité et la douceur de
son climat à l'abri des brusques variations atmosphériques,
par son état de salubrité parfaite, par la pureté de son air
tamisé pour ainsi dire à l'odeur résineuse des pins et des
plantes aromatiques des montagnes voisines, par la magnifi-
cence du décor de la nature, par l'avantage incalculable et
exceptionnel de grouper en un même endroit, très rapprochées, deux sortes de sources toutes différentes, les unes à
principes alcalins, les autres à principes ferrugineux, Siradan
possède, on le comprend aisément, les attributs d'une station
thermale presque idéale, et l'on peut dire que c'est un endroit
d'élection où la cure d'air, la cure d'altitude, la cure d'eau
peuvent se prêter un mutuel et puissant concours pour le
plus grand bien des malades.

LES SOURCES DE SIRADAN

COMPOSITION et NATURE des EAUX

Les eaux minérales pyrénéennes comprennent : 1°, des eaux sulfureuses froides et chaudes (ce sont de beaucoup les plus nombreuses); 2°, des eaux alcalines, purgatives, bien plus rares; 3°, des eaux ferrugineuses reconstituantes.

Les sources de Siradan sont à peu près les seules qui groupent en une même station des eaux de composition et de nature très dissemblables : il n'est pas besoin d'insister sur l'immense avantage qui en résulte.

En effet, Siradan possède trois sources : l'une alcaline, les deux autres, ferrugineuses.

I. — Source alcaline
(SOURCE DU LAC)

L'eau de la *Source du Lac* appartient à la classe des eaux salines, séléniteuses, qui se trouvent en certain nombre vers la base des Pyrénées et qui correspondent parfaitement à la même formation géologique : c'est-à-dire au soulèvement des ophites. M. Leymérie, professeur de minéralogie et de zoologie à la Faculté des sciences de Toulouse, il y a plusieurs années, et qui a visité Siradan, y a constaté l'existence de l'ophite.

A une époque déjà reculée, l'eau du Lac était alimentée primitivement, et constituée en réalité, avant la captation, par deux sources alcalines qui venaient sourdre à la surface du sol et s'épancher dans une sorte de petit lac, se mêlant ainsi aux eaux pluviales, entraînant toutes les matières étrangères qu'elles rencontraient.

Depuis lors, en 1851, ces eaux ont été captées par S. François, ingénieur des mines, en une source unique ; ce captage a été fait dans d'irréprochables conditions : des tuyaux parfaitement étanches prennent l'eau à la sortie de la roche calcaire, d'où émerge la source minérale et sont directement appliqués sur la roche : l'eau arrive ainsi au griffon absolument pure et indemne de tout mélange extérieur.

Le lac fut comblé et à sa place se trouve le superbe jardin

avec les magnifiques arbres dont nous avons parlé plus haut. Les deux sources alcalines primitives, réunies en une seule, prirent le nom de *Source du Lac*.

L'eau de la *Source du Lac* s'élève à un mètre et demi au-dessus du sol. Elle alimente une buvette où trois robinets donnant sur une vasque de marbre, fournissent abondamment aux buveurs, et un réservoir en forme de puits de six mètres de profondeur, d'où une pompe élève l'eau dans deux autres grands réservoirs placés dans un château-d'eau et d'où elle va se distribuer aux salles d'hydrothérapie.

Son *débit* est très abondant : plus de 70,000 litres en 24 heures. Son abondance est telle qu'il peut permettre de distribuer aisément plus de 500 bains par jour sans diminuer notablement le niveau du réservoir. Il a permis de donner une moyenne de 10,000 bains par saison. Ce débit est toujours invariable et n'est influencé par aucun phénomène météorologique.

Passons maintenant en revue les caractères physiques et chimiques de cette eau.

Propriétés physiques. — Cette eau est limpide, incolore et inodore.

— Sa *température* au sortir du griffon varie entre 12 et 13 degrés ; la plus constante, d'après le Dr Garrigou, est de 13°. Elle est invariable et indépendante de la température de l'air ambiant.

— Sa *densité* est de 1002,0155.

— Elle n'a pas de *saveur* appréciable et elle est très agréable à boire soit pure, soit coupée avec le vin.

— Elle *ne dépose pas* et ne subit *aucune décomposition* en bouteille, aussi jouit-elle d'une activité presque aussi grande que prise à la source, et supporte-t-elle très bien le transport et la traversée, ainsi que les climats de grande chaleur. De sorte que les malades peuvent en faire usage à domicile et que l'exportation coloniale peut se faire aisément sans l'adultérer.

Propriétés chimiques. — L'*Eau du Lac* a, sur l'eau de Vichy et de Vals et la plupart des autres eaux alcalines, *l'avan-*

tage de ne pas décomposer le vin même après un contact assez prolongé.

— Au sortir du robinet, elle laisse dégager des bulles gazeuses très fines et très nombreuses : les gaz qui se dégagent ainsi sont un mélange d'*azote* et d'*acide carbonique*. Sous ce rapport, l'eau de Siradan ressemble à celle d'Encausse.

— L'*eau de savon* est fortement troublée par cette eau et de nombreux grumeaux se forment bientôt dans le mélange (Filhol). C'est, du reste, une des caractéristiques des eaux séléniteuses.

— Le *sublimé* ou bichlorure de mercure et autres substances ne la troublent pas sensiblement. C'est là chose importante, car elle permet l'adjonction parfois très utile des principes médicamenteux (injections vaginales, etc.).

— Au point de vue de la constitution chimique générale et comme résumé des analyses que nous allons donner, l'on peut dire que l'eau de la *Source du Lac* est une eau *sulfatée, calcique, magnésienne* et *légèrement arsénicale*.

ANALYSE DE LA SOURCE DU LAC
Faite en 1853 après la captation, par le professeur Filhol

Acide carbonique libre. . . .	18 c.
Bicarbonate de chaux.	0 gr. 2000
— de magnésie. . .	0 » 0255
Sulfate de chaux.	1 » 3600
— de magnésie.	0 » 2800
— de soude.	0 » 1990
Chlorure de potassium. . . .	Traces.
— de sodium	
— de calcium.	0 gr. 0500
— de magnésium . . .	Traces.
Oxyde de fer.	
Silice.	
Iode.	Traces.
Phosphates de chaux.	
Matières organiques.	

ANALYSE DE LA SOURCE DU LAC

Pratiquée en 1880, par le professeur Garrigou

Acide carbonique libre. . . .	0 gr. 1562
— fixe.	0 » 0044
Acide sulfurique.	1 » 1041
— phosphorique . . . . }	Traces.
— azotique. . . . . . . }	
Potasse.	0 gr. 0013
Soude.	0 » 0547
Chaux.	0 » 6000
Magnésie.	0 » 1049
Fer et alumine.	0 » 00044
Chrome	
Manganèse et zinc.	
Plomb et cuivre.	
Antimoine, arsenic, étain. . .	Traces.
Silice.	
Chlore.	
Iode.	
Matière organique.	A peine sensible.

Les résultats de cette analyse sont rapportés à 1 litre. Comme on le voit, l'éminent hydrologiste, le Dr Garrigou, en opérant sur un mètre cube d'eau, a pu constater dans le résidu salin la présence de métaux que ses devanciers, Save, Filhol, n'y avaient pas signalés, tels que : le chrome, le zinc, le plomb, le cuivre, l'arsenic, l'étain, l'antimoine.

Parallèle chimique de l'eau du Lac avec les eaux de la même famille. — *L'eau de Siradan (source du Lac)* appartient, cela n'est pas douteux pour Filhol, à la même formation hydrologique que celles de *Bagnères-de-Bigorre, Aulus, Encausse, Capvern,* etc. Les eaux de Capvern en particulier (source d'Hount-Caoude et du Bouridé), diffèrent peu par leur composition chimique de celle de la source du Lac de Siradan. Celle-ci, toutefois, est sensiblement plus minéralisée et contient une plus grande proportion de sulfates de chaux et de magnésie, ainsi que l'ont démontré les analyses comparatives du Dr Garrigou, faites en 1874.

De plus, Siradan a sur Capvern et les eaux similaires que nous venons d'énumérer l'immense avantage de posséder des sources ferrugineuses très riches, qui permettent de combiner sur place le traitement alcalin avec le traitement ferrugineux, avantage que Siradan est à peu près seul à posséder parmi les nombreuses.stations de la chaîne des Pyrénées.

II. — Sources ferrugineuses
(Source du Pré et Source du Chemin)

Elles sont au nombre de deux : *Source du Pré*, *Source du Chemin*.

La *Source du Pré*, qui tire son nom de l'immense prairie où elle a été captée et où elle a sa buvette abritée par une sorte de chalet rustique au milieu d'un groupe de chênes et de hêtres, est située sur le versant nord du Mayrout à 200 mètres environ de l'établissement.

La *Source du Chemin* coule à quelques mètres de la précédente, au bord de l'ancienne route de Mauléon.

La très petite distance qui sépare ces deux sources et leur position topographique autorisent à penser qu'elles ne sont en réalité que les deux naissants d'une même source. En effet, l'eau de la Source du Pré a son griffon à l'extrémité d'une petite gorge creusée sur le flanc de la montagne. Le chemin de Mauléon coupe cette gorge perpendiculairement et il est permis de supposer que la tranchée pratiquée pour livrer passage à la route a déviée une partie de la Source.

Le débit de ces deux sources est constant et abondant.

Propriétés physiques. — Prise au robinet, cette eau ferrugineuse est d'une *limpidité* parfaite ; mais dans son séjour prolongé dans les carafes elle *laisse déposer* sur les parois une teinte rouge-ocre prononcée due au mélange de carbonate de chaux et d'oxyde de fer, ce qui démontre sa richesse très grande en principes martiaux. Les alentours de ces sources sont également couverts de *dépôts ocracés*.

Elle a une légère *odeur* ferrugineuse.

La *température* de l'eau de la Source du Pré, relativement assez basse, varie entre 6 et 8°, ce qui fait que certains estomacs, ne pouvant la supporter à jeun, sont obligés de n'en faire usage qu'aux repas.

La température de la Source du Chemin, en revanche, est un peu plus élevée, ce qui tient à ce qu'elle est exposée aux rayons du soleil, alors que la Source du Pré est cachée dans un massif d'arbres étendant une ombre épaisse sur une grande étendue de terrain. Cependant, la température de la Source du Chemin reste un peu inférieure à celle de l'air ambiant.

La *densité* de ces eaux ferrugineuses est un peu supérieure à celle de l'eau distillée : elle est de 1,004.

Leur *saveur* est assez fortement styptique.

Elles *ne décomposent pas le vin*, ce qui permet aux estomacs les plus délicats de les tolérer très facilement en mangeant.

Propriétés chimiques. — Ce sont des eaux ferrugineuses froides contenant outre l'oxyde de fer, des chlorures et des sulfates.

Voici du reste, le résultat de l'analyse chimique.

ANALYSES DES SOURCES FERRUGINEUSES
(Source du Pré, Source du Chemin), par le professeur Filhol.

PRINCIPES MINÉRAUX	SOURCE DU PRÉ	SOURCE DU CHEMIN
Acide carbonique.	0 gr. 633	0 gr. 289
Chlorure de calcium.	traces.	traces.
— de magnésium. . .	0 gr. 102	0 gr. 120
Sulfate de magnésie.	0 » 214	0 » 108
— de chaux	0 » 340	0 » 160
— de soude	0 » 017	0 » 030
Carbonate de chaux.	0 » 449	0 » 602
— de magnésie. . . .	0 » 055	0 » 200
Oxyde de fer.	0 » 116	0 » 200
— de manganèse	traces.	traces.
Silice.	0 gr. 050	0 gr. 042
TOTAUX.	1 gr. 976	1 gr. 751

D'après le Dr Fontan de Luchon, « ces sources qui ont des propriétés thérapeutiques remarquables sont minéralisées par du crénate de fer. »

Parallèle chimique des sources du Pré et du Chemin avec les eaux ferrugineuses similaires. — Qu'on nous permette ici une énumération un peu sèche, mais bien démonstrative, pourtant. Ouvrez n'importe quel guide des stations thermales, n'importe quel traité d'eaux minérales, et en le parcourant vous serez vraiment étonné du petit nombre de sources ferrugineuses, non pas célèbres, mais simplement connues tant en France qu'à l'étranger.

Sur le versant espagnol des Pyrénées, aucune eau ferrugineuse connue. Sur le versant français de la même chaine, on cite la station de *Cambo*, où se trouve une source : « qui est plutôt un mince filet d'eau ferrugineuse froide. » (Aud'honi, p. 73, 14e édit.). On peut affirmer que *Siradan* est la seule station pyrénéenne possédant des sources ferrugineuses dignes de ce nom.

Dans la zone méditerranéenne, il y a *Lamalou* en première ligne, puis *Andabre, Sylvanès*, qui n'ont pas de réputation, *Orezza* en Corse.

Dans le centre de la France, on cite *Le Prestrin* ; dans le nord, *Forges*.

Dans l'Alsace, le Haut et le Bas-Rhin, il y a *Wattwiller* qui possède des eaux ferro-arsénicales froides.

Dans les Vosges, il y a *Bussang*.

Les Alpes, la Suisse, l'Autriche ne possèdent pas d'eaux ferrugineuses.

En Belgique, il y a *Spa* ; en Allemagne : *Pyrmont, Schwalbach, Hombourg, Bocklet* ; en Bohême : *Franzensbad* ; en Italie : *Récoaro* et *Viterbe*.

On voit donc que les eaux ferrugineuses n'abondent pas ; beaucoup de celles que nous venons de citer sont tout à fait obscures. Il n'y a, en somme, en France, comme sources ferrugineuses, que celles de *Lamalou*, de *Forges*, de *Bussang* et de *Siradan*. Celles de Siradan sont même les seules sources des Pyrénées ; leur richesse en principes ferrugineux ne le cède en rien à aucune de leurs congénères ; de plus la présence d'une

certaine quantité d'acide carbonique les rend éminemment
assimilables.

Effets physiologiques des eaux de Siradan

Nous connaissons les sources de Siradan, leur nature, leur
composition et leurs propriétés chimiques. Disons maintenant quelques mots de leurs effets physiologiques qui feront
comprendre leur action curative dans certaines affections que
nous passerons plus loin en revue.

I. — Eau alcaline

(SOURCE DU LAC)

Ingestion régulière de l'eau. — Cette eau est laxative
et diurétique. Elle peut être prise en boisson, en bains et en
pratiques hydrothérapiques très variées pouvant satisfaire aux
prescriptions médicales, grâce à une excellente installation
(bains, douches en jet, cercle et pluie, irrigations ascendantes rectales, injections vaginales, etc.).

Au début du traitement, d'une façon très générale, prise
en boisson, ou en bains qui constituent un véritable traitement externe, l'eau du Lac ne produit aucun de ces phénomènes d'excitation que traduisent un peu d'agitation ou d'insomnie. Au contraire, on éprouve un sentiment de bien-être
dû à la régularisation de toutes les fonctions de l'organisme ;
on se sent plus dispos : la peau est fraîche, les membres
sont plus souples et plus vigoureux. La surexcitation nerveuse
disparaît et l'insomnie fait place à un sommeil calme et répa-
rateur.

L'eau prise en boisson, outre qu'elle est agréable à boire à
cause de sa fraîcheur et de sa limpidité, est digérée avec une
extrême facilité, même par les estomacs les plus délicats. On
voit des personnes supporter parfaitement 10, 12 et même
15 verres sans être incommodées. Mais ces doses, bonnes au
début pour imprimer une secousse salutaire à l'économie, doivent être surveillées par le médecin, car elles ne sont pas
toujours ingérées impunément.

Il est sans exemple d'avoir vu l'eau du Lac, même à la

suite d'un usage prolongé, produire cet état d'anémie particulière aux personnes qui ont fait abus des substances alcalines et qui a reçu le nom d'*alcalinisme*. C'est ce qu'on voit
au contraire chez des malades qui absorbent les eaux de
Vichy, de Vals et de Barbazan sans être guidés dans leur
traitement par un praticien. C'est ce que l'on voit trop souvent
aussi dans les pays chauds.

Cette particularité tient à la présence dans la source du
Lac d'une petite quantité de fer et d'une forte proportion de
sels de chaux et de magnésie. Ces sels, en effet, contribuent
puissamment à reconstituer les principes du sang, tandis que
les sels à base de soude et de potasse, comme l'a parfaitement
bien démontré l'illustre Trousseau, le fluidifient en favorisant
la dissolution de la fibrine qu'il contient.

Comme conséquence de l'ingestion modérée et méthodique
de l'eau du Lac, l'appétit capricieux et languissant chez la
plupart des malades, devient plus régulier et plus vif, les
digestions se font plus facilement et ne sont plus accompagnées de pesanteurs d'estomac et de pyrosis, signes certains
d'une digestion laborieuse. Cette action est due assurément à
l'acide carbonique et aux sels de magnésie et de chaux que
contiennent ces eaux.

Il se produit en même temps une suractivité dans le fonctionnement de l'appareil biliaire. La bile plus abondante et
rendue plus fluide, s'écoule plus librement dans l'intestin.
De là ces selles diarrhéiques, fortement bilieuses, qui mar-
quent le début du traitement, et qui constituent un phénomène critique des plus favorables.

En effet, la circulation alors se régularise, les congestions
disparaissent, et les phénomènes inflammatoires qui en sont
la conséquence finissent par rétrocéder à leur tour.

« Les bains de Siradan, par leurs effets sédatifs et anti-
phlogistiques, font cesser les accidents nerveux, calment
l'excitation, rendent à l'état morbide principal sa simplicité
première et permettent alors l'usage de la médication sulfureuse, qui détermine ou achève la guérison » (Dr Fontan, de
Luchon, *Eaux minérales des Pyrénées*, 1859.)

Fièvre thermale. — Cependant, plusieurs jours après avoir commencé le traitement hydro-minéral, on voit quelques rares malades présenter de la lassitude des membres, un peu de lourdeur de tête, de l'inappétence, des nausées et quelquefois des vomissements bilieux. Parfois même, ces malaises s'accompagnent d'un léger mouvement fébrile *(fièvre thermale)*. Dans ce cas, il suffit de s'abstenir de tout traitement pendant 24 à 48 heures au plus. Cette indisposition disparait alors très promptement, et le malade peut reprendre ensuite sans inconvénient sa cure interrompue.

Indigestion d'eau. — Bien que l'usage de l'eau du Lac ne puisse guère nuire, même fait sans indications, cela ne veut pas dire qu'il ne résulte parfois certains inconvénients d'une ingestion immodérée. Aussi le malade, devra le plus souvent, suivre les conseils méthodiques du médecin qui le soigne; c'est encore ce qu'il a de plus raisonnable à faire; toutefois, et cela est arrivé, il se peut qu'à la suite d'une absorption déréglée de l'eau du Lac, il se produise une véritable indigestion. Voici alors ce qui se passe :

Il y a comme une sorte de révolte de la part de l'estomac surmené. On éprouve tout d'abord de la lourdeur de tête, puis surviennent un sentiment de constriction et des battements du côté des tempes. Les bâillements sont très fréquents, le ventre se ballonne, et le buveur imprudent ressent comme un poids incommode au creux épigastrique. L'appétit se supprime brusquement. Les mictions et les selles de fréquentes qu'elles étaient deviennent rares.

Cette indigestion d'eau disparait le plus souvent d'elle-même, après avoir duré 24 ou 48 heures, assez pour : « rappeler aux malades cette vérité incontestable, que l'on ne retire bénéfice que de l'eau que l'on digère », recommandation que le médecin ne cessera jamais assez de répéter à son malade.

II. — Eaux ferrugineuses
(SOURCE DU PRÉ, SOURCE DU CHEMIN)

Ces eaux se prennent uniquement en boisson.

Leur composition indique à quel point elles sont toniques

et reconstituantes. En effet, elles relèvent rapidement les forces en rendant au sang sa richesse en globules et en hémoglobine ; elles impriment pour ainsi dire une nouvelle activité à l'économie.

Cependant, tout en ayant les qualités des eaux ferrugineuses en général, elles échappent aux reproches mérités par plusieurs de leurs congénères. Elles sont d'une digestion et d'une assimilation faciles, et ne pèsent même pas aux estomacs les plus délabrés. Elles doivent cet avantage à l'acide carbonique qu'elles contiennent et qui est l'agent digestif du fer par excellence. Ce n'est que dans des écarts de régime, à la suite d'une ingestion d'une trop grande quantité d'eau, qu'on voit survenir de la constipation, de la diminution de la sécrétion urinaire et quelques troubles gastriques.

Si le malade est bien guidé dans son traitement, cet accident cesse, en diminuant le nombre des verrées d'eau. Mais si l'on a affaire à des sujets venant aux eaux sans conseil médical et qui veulent, peut-on dire, en prendre pour leur argent, cette diarrhée s'accentue davantage et finit par provoquer une anémie très prononcée, anémie que : « l'on peut appeler volontiers *paradoxale*, puisqu'elle est produite par l'usage immodéré du fer qui est destiné à la combattre » (Dr Régi).

L'eau ferrugineuse imprime à l'économie une nouvelle activité. Cependant ne faut-il pas que ce stimulus dépasse les bornes que lui impose la physiologie : c'est ici qu'interviennent à titre d'agents modérateurs, les carbonates et sulfates alcalins qu'elle contient en quantité notable.

Les eaux ferrugineuses de Siradan ne sont pas seulement des eaux médicinales que le malade est obligé de prendre à la source. On peut parfaitement s'en servir comme eau de table, soit pure, soit mêlée au vin avec lequel elle ne donne pas de précipité. Les estomacs débilités se trouvent mieux de ce mélange, aussi la prescrit-on d'abord aux repas avant d'en faire prendre à la source.

Ces eaux supportent parfaitement bien le transport, aussi peuvent-elles être utilisées avec avantage chez les malades qui ne peuvent pas se déplacer.

EFFETS CURATIFS DES EAUX DE SIRADAN

MALADIES GUÉRIES OU AMÉLIORÉES
par le traitement hydro-minéral

Il nous reste à examiner rapidement les affections qui trouvent dans les eaux de Siradan la guérison, ou en tout cas, un bénéfice thérapeutique marqué. A l'encontre de beaucoup d'auteurs qui écrivent sur les eaux minérales, nous nous garderons bien, dans cette étude sur Siradan, de présenter ces eaux comme une panacée universelle. Nous ne voulons promettre pour Siradan que ce qu'il peut tenir en tout honneur, et c'est déjà beaucoup.

Les eaux de Siradan ne présentent pas à proprement parler de contre-indications, comme certaines eaux fortement salines ou sulfureuses; elles ne peuvent faire du mal que si elles sont ingérées en trop grande quantité.

En dehors de la santé générale qu'elles peuvent toujours soutenir ou relever, il est un certain nombre d'affections pour lesquelles leur action, si elle n'est pas malfaisante, est en tout cas nulle. La tuberculose pulmonaire, par exemple, et les autres localisations de la bacillose n'ont rien à obtenir d'un traitement à Siradan. Les eaux de cette station s'adressent à une catégorie bien définie de maladies que nous allons décrire, et même, nous revendiquons hautement, au contraire, pour cette station, l'avantage de ne pas être un triste établissement de tuberculeux pouvant contagionner d'autres malades dont l'affection n'a rien de commun avec la phtisie. D'ailleurs les tuberculeux curables trouvent dans d'autres sources thermales, le secours bienfaisant de leurs eaux spéciales. Siradan n'est donc pas et n'aspire pas à être une station de tuberculeux, ce qui est fort à considérer par les familles non touchées par le terrible mal et en particulier pour les enfants si aptes à le contracter.

Nous citerons les diverses maladies que guérissent les eaux de Siradan, et nous donnerons, à l'appui des résultats obtenus, au fur et à mesure, quelques observations cliniques intéressantes et typiques que nos devanciers, en particulier, le Dr Régi et le Dr Bordères ont recueilli, et d'autres encore que nous-même avons colligées.

I. — **Maladies traitées par l'eau alcaline**
(SOURCE DU LAC)

L'eau du Lac convient tout d'abord et très particulièrement aux maladies que le Dr Bouchard, professeur à la Faculté de médecine de Paris, classe sous le titre générique de *maladies par ralentissement de la nutrition* (lithiase biliaire, calculs biliaires), lithiase rénale (gravelle urique, diabète, goutte, etc.).

Maladies du foie et des voies biliaires

Il est incontestable que l'eau du Lac a pour le foie une évidente élection. Elle agit sur cet organe et ses manifestations pathologiques avec une remarquable promptitude; mettant à part du reste les maladies proprement dites du foie, il est surprenant de voir le peu de temps que met à s'éclaircir le teint bilieux de bien des malades qui n'ont pas d'affection hépatique absolument caractérisée.

A. — *Engorgements biliaires : hypertrophie du foie;*
hépatite chronique.

Si des guérisons s'obtiennent dans ces affections, avec une grande promptitude, il n'en est pas toujours ainsi dans certains états morbides qui ont altéré profondément la texture de la glande hépatique; aussi faut-il parfois plusieurs cures successives pour se rendre maître de ces états pathologiques.

Plus on emploie le traitement hydro-minéral près du début de l'affection, plus on a de chance d'obtenir une rapide guérison.

Certaines de ces affections du foie s'accompagnent de temps à autre de symptômes fébriles; dans ce cas le traitement hydro-minéral ne doit pas être poursuivi d'une façon intensive : il faut d'abord combattre ces symptômes par des moyens appropriés, et aussitôt qu'ils sont amendés on peut recourir à l'eau du Lac.

La plupart des malades atteints de maladies chroniques du foie sont tombés, du fait de la marche de leur affection, dans un état de débilité prononcée, de cachexie. Il en est ainsi dans les hépatites contractées dans les pays chauds : le malade est arrivé à un degré profond d'anémie, les conjonctives sont exsangues, subictériques, la peau et les masses musculaires sont flasques : la nutrition générale est troublée sérieusement. Dans ce cas, l'effet de l'eau de Siradan est complexe : elle opère la fonte, la résolution des engorgements, des empâtements, de l'accumulation biliaire, et de plus, surexcite l'activité de l'estomac et du tube digestif tout entier qui permettent ainsi de fournir à l'économie des sucs nourriciers plus immédiatement utiles.

Il se peut qu'une, deux cures même, n'amènent qu'une amélioration sensible, marquée par l'éclaircissement du teint, le retour de l'appétit, le relèvement de l'état général : mais vient ensuite une cure d'action définitive que l'on ne peut s'empêcher d'attribuer à l'amélioration graduelle déterminée par la révolution périodique imposée à l'organisme par des cures successives aux eaux de Siradan.

OBSERVATION (personnelle). — *Congestion hépatique.*

En 1895, au commencement de la saison, un malade, âgé de 35 ans, arrive à Siradan. Il est atteint d'une jaunisse très prononcée. L'appétit est nul, les vomissements fréquents. Il a une répugnance invincible pour les aliments. Sans cause appréciable, il est tombé malade depuis dix mois environ et a beaucoup maigri. Les selles sont rares, et au niveau de l'hypocondre droit existe une douleur constante. La marche est presque impossible, tant est grande la faiblesse générale. Malgré un traitement suivi, il continue à dépérir. — En quelques semaines, à la suite de l'usage de l'eau du Lac, il est devenu vraiment méconnaissable. Il est parti transformé, muni d'un appétit excellent, digérant admirablement bien ; les selles étaient redevenues normales et régulières ; l'ictère avait complètement disparu. Le malade continua encore quelque temps chez lui l'usage de l'eau du Lac, et depuis sa guérison s'est maintenue.

Ce cas est intéressant, car il montre bien qu'il s'agit d'un engorgement hépatique, d'une obstruction biliaire par altération et stase des éléments de la bile, qui ne paraissait pas devoir céder ni spontanément ni à des traitements divers essayés jusque-là, et que cependant la source du Lac a guéri.

OBSERVATION (Dr Régi). — *Hépatite consécutive à une diarrhée chronique de Cochinchine.*

« M. A.C., de Toulouse, aide-commissaire de la Marine, revenait de Cochinchine, il y a treize ans, porteur d'une hépatite consécutive à une diarrhée chronique. La gravité de son affection avait décidé le Conseil de santé du port de Toulon à lui octroyer un congé de convalescence qu'il venait passer dans sa famille. Dès son arrivée, il me fit mander auprès de lui. En présence d'un état cachectique aussi prononcé, j'eus peine à le reconnaître. L'émaciation était extrême. La peau présentait une teinte terreuse toute particulière (peau de patate), spéciale à ces affections, qui fait de suite reconnaître à un médecin de la Marine un malade de provenance de Cochinchine. La faiblesse était si grande qu'il pouvait à peine parler. — Quand il eut repris quelque force, grâce au repos, et surtout à une alimentation réparatrice attentivement surveillée, je lui conseillai une saison de Siradan, redoutant pour lui l'action débilitante des eaux de Vichy et de Vals. — Pendant les premiers jours, il prit de huit à dix verres de la source du Lac, soit dans la matinée, soit dans l'après-midi, dans le but de déterminer une débâcle du foie. En même temps des douches du jet brisé étaient administrées avec infiniment de précautions sur la région hépatique. A table, le vin était coupé avec de l'eau de la source du Pré. — Vers le troisième jour survint une abondante diarrhée bilieuse qui fut entretenue, pendant une dizaine de jours, dans de certaines limites cependant, pour ne pas trop fatiguer le malade. Une dose journalière de quatre verres était suffisante pour obtenir ce résultat. — Après ce laps de temps, on remplaça tout à fait l'usage de l'eau du Lac par celui de la source du Pré ; toutefois on y avait recours de temps en temps quand il y avait menace de constipation. Les douches locales furent remplacées par des douches générales froides qu'on alternait avec des bains tempérés, quand le malade se sentait un peu fatigué. — Au bout d'un mois de ce traitement, les forces étaient revenues avec l'appétit, la teinte terreuse de la peau avait disparu, le teint était frais, le malade avait repris un peu d'embonpoint. De retour à Toulouse, M. C... étonna ceux qui l'avaient vu partir, et qui ne s'attendaient plus à le revoir. — Cette guérison ne s'est jamais démentie. En effet, M. C..., nommé vice-consul à l'Union de Salvador, depuis trois ans, a continué à jouir d'une santé parfaite dans ce pays, malgré les grandes chaleurs qu'on y ressent. »

B. — Hépatalgie. — Calculs biliaires.

Comme les autres organes, le foie peut être le siège de névralgies. L'*hépatalgie* ou névralgie du foie ne se caractérise pas par des signes bien pathognomoniques. Mais puisqu'elle est admise par les auteurs, nous en dirons quelques mots. L'on voit des malades sujets à de violentes douleurs dans la région du foie et qui n'ont jamais eu ni ictère, ni trace de calculs. Pour nous, nous croyons bien plutôt qu'à une névralgie essentielle, à une ébauche plus ou moins atténuée de colique hépatique qui n'est pas suivie d'oblitération des voies biliaires ou de l'expulsion calculeuse, laquelle peut du reste passer parfaitement inaperçue. Nous n'en voulons pour preuve qu'une observation qu'on va lire plus bas.

Pour ce qui est des *calculs biliaires*, souvent on peut voir et palper les pièces coupables, éliminées par le foie dans l'intestin et qui sont la preuve absolue du diagnostic.

Comme les reins, les uretères et la vessie, le foie avec ses voies d'excrétion : vésicule biliaire, canal cystique, canal

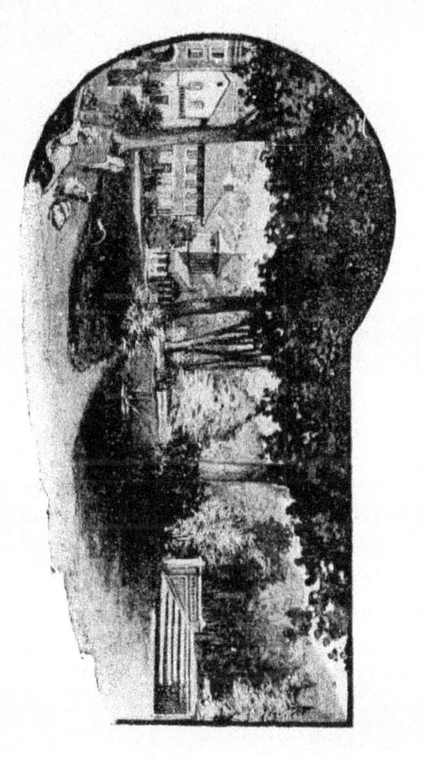

cholédoque, peut se trouver le dépositaire de sables, de graviers et de calculs biliaires.

L'eau de Siradan, source du Lac, a une action directe sur ces calculs. Elle a la propriété de provoquer sur ces corps étrangers, un travail expulsif souvent accompagné de douleurs. Il n'est pas absolument rare de voir des personnes qui n'ont jamais eu des coliques hépatiques et qui souffrent de malaises gastro-intestinaux mal définis, être prises au milieu de la cure de douleurs au côté droit et rendant peu après des calculs par l'anus. Ces malades auraient eu très probablement, tôt ou tard, de violentes coliques hépatiques que le traitement hydro-minéral a prévenues.

Ce n'est pas par le mécanisme de la dissolution des calculs, de leur fonte, comme du reste celles de Vittel, de Contrexéville, de Vals, de Pougues, qu'agit l'eau de Siradan. Il suffit d'avoir vu des calculs biliaires enlevés par opération chirurgicale, ou expulsés spontanément, pour se convaincre qu'ils sont d'une consistance que l'eau n'attaque pas aisément. La théorie de la dissolution a vécu et beaucoup de savants autorisés l'ont combattue. Voici comment nous concevons l'action de Siradan *(Source du Lac)* : cette eau modifie puissamment la sécrétion biliaire, diminue la consistance de la bile, la rend plus fluide et plus abondante ; la cellule hépatique, grâce à elle, fonctionne mieux ayant plus de vitalité, et devient le siège d'échanges plus actifs. Cette production et cet écoulement de la bile empêchent sa stagnation dans les ramifications des voies biliaires, son dépôt sur les parois des canaux, elle lubrifie et rend pour ainsi dire plus glissante la face interne de ces derniers ; alors dans le flot de bile grossi par une sécrétion plus normale et plus intense, les sables, les petits graviers, des calculs volumineux même, sont entraînés avec d'autant plus de facilité que l'eau de Siradan a la propriété de réveiller dans les fibres constitutives des voies biliaires leur faculté expulsive qui les force à se débarrasser des corps étrangers qui les encombrent.

Contre le cortège morbide de la lithiase biliaire, l'eau du Lac est toute-puissante. Certains malades éprouvent au début, du côté du foie, l'excitation nécessaire pour expulser les calculs; mais d'autres patients chez lesquels la réaction serait bien plus vive, se verraient forcés de renoncer au traitement hydro-minéral, si l'eau de Siradan n'était d'une minéralisation telle que les tempéraments les plus excitables peuvent la supporter.

Lorsque la paresse intestinale domine, que l'abdomen est flasque, sans ressort, il faut intercaler les verrées d'eau du Lac avec des douches ascendantes froides qui agissent par voie reflexe.

Mais nous devons dire davantage : à côté du *calcul biliaire*, il y a le *malade calculeux*. Or l'expulsion du calcul n'est pas toute la guérison : il faut maintenir celle obtenue et prévenir la récidive. L'eau du Lac doit être recommandée, car à côté de son action expulsive il y a sa propriété modificatrice de la sécrétion biliaire, qui fait que son usage, continué de temps à autre, pratique un véritable nettoyage, un vrai drainage des voies biliaires, de telle sorte que la bile se déjetant désormais normalement dans l'intestin, remplit ses fonctions digestives des aliments azotés et gras et contribue à la désinfection du contenu intestinal, empêche les fermentations, aide à la rénovation cellulaire de la muqueuse de l'intestin grêle. L'usage raisonné de l'eau du Lac fera ainsi disparaître le teint bilieux, l'inappétence, la constipation, l'état saburral de la langue, les digestions pénibles, la sensation de pesanteur au niveau de l'estomac; combattra l'anémie et la débilitation profonde dans laquelle tombe parfois le calculeux, en même temps que les forces reviendront. Il faut considérer le malade qui a expulsé des calculs biliaires comme un convalescent : c'est cette *convalescence calculeuse* qu'il faut aider et soutenir jusqu'à la guérison complète. On ne doit pas oublier que dans ces cas les eaux minérales trop fortes provoquent une excitation trop intense et ne pourraient être supportées sans préjudice. Une eau thermale à minéralisation faible est absolument nécessaire, et l'eau du Lac remplit à merveille cette indication.

OBSERVATION (personnelle). — *Hépatalgie.* — *Syndrôme de colique hépatique sans ictère et sans expulsion de calculs.*

Mme Charles C..., âgée de 40 ans, est atteinte depuis plusieurs années, de douleurs qui surviennent à intervalles plus ou moins éloignés, douleurs extrêmement vives dans la région de l'hypocondre droit et du creux épigastrique, survenant quelquefois presque subitement, mais le plus souvent, précédées d'un sentiment de malaise indéfinissable pendant plusieurs heures et se montrant avec un cortège de nausées, de vomissements, de sueurs froides, tandis que le visage change de couleur, devient d'une teinte terreuse, et qu'elle tombe parfois dans un état presque syncopal. Bien des diagnostics avaient été portés au sujet de cette malade : affection gastrique, affection nerveuse, rhumatisme, etc. Nous avons eu l'occasion de constater nous-même quelques-unes de ces crises, et pour nous, il n'y a aucun doute, bien que ces crises n'aient jamais été suivies d'ictère manifeste, et que des calculs n'aient pu être constatés dans les matières fécales, il s'agit manifestement de coliques hépatiques, pas typiques si l'on veut, caractérisées seulement par la violente douleur et l'état presque syncopal. Cette malade n'a jamais eu d'hématémèse ni de melœna, ni de douleurs transfixives, en épée, indiquant un ulcère de l'estomac. Le Dr Morel, professeur-agrégé à la Faculté de Médecine de Toulouse, a vu et traité cette malade sur laquelle il a porté le même diagnostic que nous avions énoncé : lithiase biliaire, coliques hépatiques.

Cette malade a passé plusieurs saisons à Siradan, et l'on peut affirmer qu'elle a été extrêmement améliorée; les crises autrefois très nombreuses, se sont espacées et sont devenus bien moins intenses. Ce n'est que de loin en loin qu'elle a une ébauche, un simulacre de colique hépatique. C'est déjà un bien beau résultat, car il faut tenir compte dans ce cas que l'eau de Siradan a agi comme moyen prophylactique, en entravant un état pathologique qui, sans le traitement suivi et l'usage de cette eau, n'aurait pu que s'aggraver. Nous croyons être autorisé à dire que grâce à l'eau du Lac elle a échappé à l'occlusion des voies biliaires, à leur infection ascendante et à bien d'autres complications de la lithiase.

OBSERVATION (personnelle). — *Calcul biliaire volumineux.* — *Expulsion tardive du calcul après la cure.*

Mme F..., âgée de 35 ans, de constitution forte, est souffrante depuis cinq ans. Elle éprouve des douleurs dans l'hypocondre droit. Un traitement varié a été essayé, mais sans bénéfice. Cette malade vient à Siradan. Elle y fait une première cure au commencement de la saison. Au bout de peu de jours, l'usage de l'eau du Lac amène chez elle une diarrhée qui lui a fait le plus grand bien. Un mois après, elle revient faire à Siradan une deuxième période de cure qui l'améliore beaucoup. Revenue chez elle, elle expulsa un calcul gros comme une noisette. Cette expulsion fut l'occasion d'une violente colique hépatique. La malade continua à domicile le traitement avec l'eau de Siradan. Depuis elle n'a vu apparaître aucun symptôme et elle peut se considérer comme guérie.

OBSERVATION (personnelle). — *Lithiase biliaire.* — *Action à distance du traitement hydro-minéral.*

Il s'agit d'une femme d'un certain âge qui fit à Siradan un séjour assez prolongé pour des troubles gastro-hépatiques mal définis. De retour chez elle, elle eut durant plusieurs semaines des selles abondantes, diarrhéiques, entraînant continuellement des centaines de graviers biliaires.

OBSERVATION (Dr Régi). — *Hypertrophie du foie ; calculs biliaires.*

« Il y a sept ans, je fus consulté par Mme V..., qui depuis longtemps était atteinte d'hypertrophie considérable du foie avec douleur intolérable à l'hypocondre droit. — La langue était toujours saburrale, l'appétit nul, les digestions difficiles, surtout celle des aliments gras. La constipation était opiniâtre et ne cédait qu'à des purgatifs. Alors, en lessivant les matières fécales, on y remarquait la présence de calculs. Je conseillai à Mme V... une saison à Siradan, et j'eus toutes les peines du monde à l'y décider. J'ai essayé tour à tour Vichy, Vals et Capvern, me dit-elle, et je m'en suis tellement mal trouvée que je ne veux plus aller aux eaux. Enfin, à force d'arguments, je gagnai mon procès. Je lui prescrivis en commençant trois verres seulement d'eau du Lac qu'elle prenait au lit le matin, après l'avoir réchauffée, l'estomac ne pouvant encore tolérer les boissons froides. — Après son lever, je lui faisais prendre, pour combattre la constipation, une douche ascendante froide. Celle-ci était immédiatement suivie d'une douche en pluie sur la région hépatique. — Mme V... était enchantée de son traitement, et me faisait part de son contentement huit jours après son arrivée. Je lui dis alors de se méfier d'une crise qui pourrait survenir. En effet, dans la nuit même, elle eut une crise assez forte de coliques hépatiques qui fut suivie de l'expulsion d'une assez grande quantité de calculs. Depuis lors, Mme V... alla de mieux en mieux, et quand elle revint à Toulouse, elle pouvait supporter le mouvement de la voiture, ce qui l'incommodait fort auparavant. Depuis, Mme V... est une habituée de Siradan, à qui elle a voué une véritable reconnaissance. »

Maladies de l'appareil urinaire

A. — *Calculs des reins. — Gravelle. — Coliques néphrétiques. Calculs de la vessie.*

L'eau du Lac exerce une action remarquable sur l'appareil urinaire dont elle augmente considérablement la sécrétion. Cette action uro-poiétique est tellement prononcée qu'un simple bain suffit souvent pour provoquer la diurèse. Quand celle-ci s'est déclarée, ce qui arrive au deuxième ou troisième verre, l'urine émise est limpide comme l'eau qu'on vient de boire, elle lui est même supérieure en quantité.

Quand on a affaire à des malades atteints de gravelle, cette eau communique aux reins un redoublement d'activité qui a pour résultat final l'élimination de dépôts calculeux plus ou moins abondants. Si ce n'est que du sable, cette élimination se fait sans douleur et passe inaperçue ; si au contraire ce sont des graviers ou des calculs d'un certain volume, cette élimination est presque toujours précédée d'une crise plus ou moins forte de colique néphrétique. Nous connaissons des malades qui, arrivés à Siradan avec des urines charriant beaucoup de sable rouge, le lendemain les avaient pures de tout dépôt.

Une fois sortis, les graviers ne se reforment pas, pourvu que l'on fasse usage de l'eau pendant un temps suffisamment prolongé. Aussi, certains gravelleux qui, à la suite d'une fatigue exagérée, d'un écart de régime, souffrent des reins et émettent du sable dans leurs urines, sont affranchis de ces retours offensifs en faisant usage à domicile de l'eau du Lac, à intervalles plus ou moins éloignés.

Par la cure d'une vingtaine de jours aux eaux de Siradan, les malades se voient débarrassés de leurs coliques néphrétiques dont ils gardent un si terrible souvenir et qui leur sont si grand sujet d'appréhension. Aussi devons-nous recommander aux malades l'usage prolongé, suspendu et repris de l'eau du Lac, à la façon d'un syphilitique qui de temps à autre doit reprendre le traitement spécifique : c'est là le secret d'obtenir toujours des améliorations notables et quelquefois des guérisons sans récidive.

Nous devons faire une remarque intéressante : « l'action diurétique de l'eau du Lac, comme celle de toutes les eaux diurétiques d'ailleurs, présente des oscillations qui sont entièrement sous la dépendance des variations atmosphériques. Aussi est-elle plus prononcée au commencement et à la fin de la saison que pendant les grandes chaleurs de l'été, où elle est notablement contrariée par une diaphorèse complémentaire. C'est à mon avis une indication précieuse dont il faudra tenir compte quand on aura à soigner des malades des voies urinaires. » (Régi.)

B. — Catarrhe de vessie. — Cystites. — Hématuries
Prostatite. — Ecoulements chroniques. — Blennorrhées
Incontinence de vessie.

L'inflammation de la vessie peut tenir à la présence de sables ou de calculs, ou être inversement la cause de leur formation. Dans les deux cas, il y a *cystite*.

C'est dans cet état inflammatoire de la vessie que les eaux minérales faibles comme celles de Siradan (Source du Lac) permettent de mener un traitement parfois délicat à bonne fin; dans les maladies de la vessie, il est nécessaire de procéder graduellement et de ne pas dépasser un certain but d'excitation au delà duquel se produirait une aggravation irrémédiable. L'eau de Siradan répond parfaitement à cette condition.

Les *hématuries*, ou émissions de sang par les urines, peuvent tenir à des causes bien diverses. Quelques-unes échappent à tout traitement, mais en tout cas, celles qu'occasionnent la gravelle, les calculs vésicaux sont tout à fait justiciables de la Source du Lac.

Les *prostatites*, les *écoulements chroniques* parfois si rebelles, sont très bien guéris par l'usage de l'eau du Lac. Sous l'action de l'eau ingérée, les sécrétions pathologiques reprennent quelques jours une certaine acuité, mais bientôt cette irritation substitutive disparaît peu à peu, les muqueuses se détergent et reprennent leur tonicité, et il ne reste plus trace des sécrétions morbides. Les douches périnéales, les lavages rectaux par douches ascendantes aideront également à l'efficacité de ce traitement.

L'*incontinence d'urine* qui est si fréquente chez les enfants peut se bien trouver de l'eau de Siradan qui agit de concert, avec le traitement ferrugineux et hydrothérapique, en remontant l'état général et par suite en reconstituant et en tonifiant des organes affaiblis et en particulier le sphincter de la vessie trop lâche pour une action directe.

OBSERVATION (Dr Régi). — *Gravelle urique: congestion des reins: cystite du col.*

« Il y a six ans, je fus consulté par M. R... qui se plaignait de douleurs sourdes du côté de la région lombaire, s'irradiant du côté de l'aine. Les urines, en quantité à peu près normale, étaient sanguinolentes et laissaient déposer une certaine quantité de petits graviers uriques. Plusieurs fois même, à la suite de l'expulsion d'un gravier un peu plus volumineux que de coutume, nous avons constaté de véritables hématuries. — Je pratiquai le cathétérisme avec une sonde métallique, dans le but de m'assurer s'il y avait un calcul de la vessie, mais le résultat de mon exploration fut négatif. Cependant, arrivé au niveau du col vésical, le bec de la sonde venait buter contre une sorte de boursoufflement de la muqueuse et le malade en ressentait une impression très pénible. — Je conseillai à M. R... une saison à Siradan. Son traitement consista, dans le principe, à prendre six verres d'eau de la source du Lac et un bain tempéré par jour. Dès le deuxième jour, il s'établit une diurèse abondante, qui persista les jours suivants. En même temps, l'hématurie cessa, et les urines présentèrent un dépôt de sable urique très abondant. — L'état du malade s'améliorant, je voulus tenter quelque chose du côté du col de la vessie. Je remplaçai alors les bains par des douches ascendantes et périnéales froides, qui eurent vite raison de la cystite du col. — Après vingt jours de traitement, M. R... revint à Toulouse dans un état de santé très satisfaisant. Il continue de temps en temps à prendre quelques verres d'eau du Lac quand il ressent quelques menaces du côté des reins. »

Goutte

La goutte, si réfractaire à la plupart des moyens employés, trouve dans l'eau du Lac les éléments susceptibles de l'améliorer, de soulager les douleurs si intenses qu'elle provoque, de la guérir même. La goutte, pour être combattue, a besoin de mettre à son service toutes les ressources de la thérapeutique médicale, et l'eau de Siradan, que nous ne voulons pas présenter comme spécifique de cette maladie, en sera un adjuvant puissant. Cela se comprend du reste, si l'on songe que la goutte appartient à la catégorie des maladies appelées par le professeur Bouchard : maladies par ralentissement de la nutrition, et qu'elle a par conséquent une parenté étroite avec la lithiase biliaire et urinaire en particulier, qui font en somme partie d'une même grande diathèse.

Vice de nutrition, aberration des échanges nutritifs, la goutte, si polymorphe, est un mal qu'un remède unique ne guérira jamais sans doute, mais qu'une médication variée peut amender : Siradan réalise une des plus importantes médications de cette maladie.

OBSERVATION (personnelle). — *Accès de goutte, survenant un an après une poussée de gravelle urique.*

M. H..., âgé de 49 ans, jouissant d'un bon appétit, s'adonnant depuis longtemps à des excès de table, à une nourriture copieuse et succulente, faisant cependant assez d'exercice, se trouvait en excellente santé lorsqu'il s'aperçut un jour que ses urines laissaient déposer une abondante quantité de sable urique, en même temps qu'il ressentait une douleur et une faiblesse accentuée du côté des reins. Cette élimination de sable dura une dizaine de mois, puis disparut spontanément.

Un an après environ survient un engorgement très douloureux des articulations du cou-de-pied et du gros orteil : il marche très péniblement et ce n'est qu'avec une difficulté inouïe qu'il peut aller quelques mètres. Bref il a un accès de goutte très manifeste. Il vient à Siradan dans cet état, et au bout de trois semaines, l'engorgement a disparu, il peut faire des marches assez longues, sans fatigue.

Voilà donc un malade qui passe par deux phases une première où il est lithiasique rénal, graveleux ; une deuxième où il est goutteux. Cette observation met bien en évidence la liaison qui existe entre les deux formes d'une même diathèse, et l'influence bienfaisante qu'a sur elle l'eau du Lac.

OBSERVATION (Dr Bordères). — *Goutte, dépôts tophacés ayant pour siège les articulations et les tendons.*

« Il y a huit ans, je fus appelé auprès de M. M..., âgé de 36 ans, du département de l'Aude. Il voulait connaître mon opinion avant d'aller passer une saison aux eaux d'Ax, sur le dire d'un de ses amis, qui l'assurait qu'il s'en trouverait très bien pour ses douleurs de goutte.

M. M..., atteint depuis quelques années déjà de cette affection, présentait des dépôts tophacés dans les articulations des deux gros orteils, ce qui rendait la marche très pénible et très douloureuse. On remarquait aussi du côté de l'olécrane droit de petites nodosités, du volume d'une grosse noisette ; ces nodosités, situées entre la peau et les tendons du triceps, étaient dues assurément à des dépôts uriques. Je conseillai à M. M... une saison à Siradan, et voici, en résumé, le traitement qu'il suivit.

1° Six à huit verres d'eau du Lac, soit dans la matinée, soit dans l'après-midi ;

2° Aux repas, eau de la source du Pré coupée avec le vin ;

3° Douches en jets brisés sur les articulations malades, massage méthodique immédiatement après. Quand le malade se sentait un peu fatigué, les douches étaient remplacées par des bains.

L'usage de l'eau en boisson impressionna fortement le tube digestif, et occasionna une diarrhée bilieuse qui s'arrêta en descendant à six verres d'eau. Alors il se produisit une émission abondante d'urine, donnant lieu à des dépôts considérables. A la suite des douches et des massages, l'état local s'améliora, et on put constater une diminution notable des concrétions tophacées. Les articulations devenues plus souples, le malade put se permettre des courses, même un peu longues, sans en éprouver aucune sensation pénible.

Au bout de dix-huit jours, M. M... quitta Siradan dans un état de santé très satisfaisant, malgré le trop court séjour qu'il y avait fait.

J'eus l'occasion de revoir souvent M. M..., et il m'avoua avoir passé l'année sans la moindre attaque, malgré l'hiver très rude que nous eûmes à traverser ; tandis que d'habitude les attaques se renouvelaient très souvent dans l'année. »

Diabète

Prétendre guérir le diabète par le seul usage d'une eau minérale, même la mieux appropriée, est une utopie. Mais il est indéniable que cette affection aux symptômes si variés, si complexes, si disparates, bénéficie largement du traitement hydro-minéral. L'eau du Lac diminue promptement la soif, partant la bouche est moins sèche ; la peau devient plus souple ; les forces générales reviennent ; la dose du sucre dans les urines s'amoindrit et le foie est moins congestionné.

On voit rarement le sucre disparaître complètement, mais il diminue en tout cas de façon notable.

OBSERVATION (personnelle). — *Diabète sucré; prurit intense; cessation des démangeaisons.*

Le Dr T..., dentiste à Toulouse, 1892, atteint de diabète depuis plusieurs années, marqué par une soif intense, un amaigrissement considérable, du sucre en abondance dans les urines, une haleine acétonémique, venait passer depuis quelques années l'été à Siradan dont il se trouvait fort bien. Le sucre n'a jamais disparu complètement de ses urines, mais il diminuait d'une façon très appréciable; la soif était apaisée; l'amaigrissement arrêté dans sa marche progressive; les mille inconvénients du diabète, entre autres le prurit, les démangeaisons intenses de la peau, étaient très tolérables, grâce aux bains si sédatifs, émollients et onctueux de l'eau du Lac. Les forces revenaient, et ce médecin pouvait reprendre pour une année les charges d'une clientèle nombreuse et absorbante.

OBSERVATION (personnelle). — *Diabète sucré; dyspepsie; disparition totale du sucre.*

M. Jules P..., 1897, habitant la Touraine où le diabète est très commun, est un malade qui suit depuis plusieurs années la saison des eaux à Siradan. Homme intelligent et instruit, il a bien voulu nous rédiger son observation que nous transcrivons presque textuellement : « Je me trouve très bien du traitement que je suis aux eaux de Siradan tant au point de vue d'une gastro-entérite chronique, qu'au point de vue du diabète dont je suis atteint également. J'ai 37 ans aujourd'hui. Je souffre de la gastro-entérite depuis l'âge de 16 ans, gastro-entérite provoquée et entretenue par le surmenage des études scolaires. Ma dyspepsie est caractérisée par des flatulences, des éructations, l'élimination de glaires, etc.

Pour le diabète dont j'ai hérité de mon père qui en est mort à l'âge de 63 ans, je ne sais en être atteint que depuis 6 ans, et je me soigne depuis lors. Mon diabète est intermittent. J'ai essayé des cures à la Bourboule et à Vichy notamment : ces eaux m'ont beaucoup fatigué, et si elles me font du bien au point de vue du diabète, elles me fatiguent tellement, et me délabrent à tel point l'estomac que je suis obligé d'y renoncer. Au bout de quelques jours de traitement en boisson, sur place ou à la maison, les saignements de nez me prennent et finissent par avoir le caractère de véritables hémorrhagies. L'eau de Siradan, au contraire, me fait beaucoup de bien, au point de vue des glaires et des gaz qu'elle me fait évacuer sans me délabrer comme les eaux purgatives de Barbazan ou d'Encausse par exemple. Elle me remplace le lavage de l'estomac que j'ai essayé sans résultat. Pour le diabète, j'ai constaté que l'eau du Lac me rend les urines alcalines, calme la soif inhérente au diabète, et fait disparaître au bout de quelques jours les quelques grammes de sucre que le régime me laisse encore et presque toujours. L'an dernier le bénéfice des eaux s'est continué plus de deux mois après la cure, le sucre ne reparaissait pas. Je suis très névropathe, très neurasthénique, et diabétique déprimé, à qui les eaux fortes ne sauraient convenir. »

Fièvres intermittentes

La source du Lac possède des vertus curatives très marquées dans le traitement des fièvres intermittentes rebelles à tous les anti-périodiques. On sait dans quel état cachectique tombent les malades minés depuis longtemps par ces terribles fièvres, et les auteurs sont unanimes sur le rôle reconstituant de l'arsenic à cette période de l'affection. La source du Lac devrait son efficacité toute spéciale à la présence simultanée de l'arsenic et d'autres principes minéraux reconstituants, tels que le fer, le manganèse, etc. Inutile d'ajouter que les pratiques hydrothérapiques viennent encore contribuer puissamment à cette action reconstituante.

OBSERVATION (Dr Régi). — *Fièvres intermittentes rebelles aux anti-périodiques.*

« Il y a sept ans, je fus consulté par M. C...., de Carcassonne, dont toute la famille était atteinte de fièvres intermittentes rebelles. M. C... avait dans le voisinage d'une de ses propriétes un grand étang qui en rendait le séjour très insalubre, tellement que lui et toute sa famille étaient impaludés. Ne pouvant se débarrasser de ces fièvres, et ayant appris que j'avais longtemps habité les pays chauds, M. C..., vint me demander un conseil.

D'abord, je m'assurai que la périodicité était bien marquée, et qu'en revanche le sulfate de quinine n'était pas administré aux heures voulues, ce que je m'empressai de rectifier. Grâce à cela, Mme et M. C... se virent débarrassés assez promptement; mais il n'en fut pas de même des trois enfants âgés de 10 ans, 8 ans et 4 ans. L'aînée et la dernière surtout offraient toutes les apparences de la cachexie paludéenne.

Je partais alors pour Siradan, et j'engageai fort M. C... d'y venir avec toute sa famille, ce qu'il fit en effet.

Je les mis à l'usage de l'eau du Lac pendant les premiers jours; l'eau du Pré n'était prise qu'aux repas. En même temps, je prescrivis des douches générales froides, suivies d'un massage méthodique.

Au bout de sept à huit jours de ce traitement, les accès de fièvre disparurent totalement, l'appétit reparut. Je diminuai alors la dose d'eau du Lac, qui ne fut prise que le matin; l'après-midi l'eau du Pré était prise à la source.

Au bout d'un mois de séjour à Siradan, la famille C... était complètement métamorphosée, et on n'eut pas dit qu'elle avait été tellement éprouvée quelques jours auparavant. Toutefois la petite fillette âgée de 4 ans ne voulut s'astreindre à aucun traitement, surtout aux douches, qui avaient le don de l'effrayer. Aussi resta-t-elle malingre, et conserva-t-elle sa teinte cachectique.

Depuis j'ai eu l'occasion de voir souvent la famille C...., dont je suis devenu le médecin, et je n'ai jamais constaté le retour des accès de fièvre. »

OBSERVATION (Dr Régi). — *Accès de fièvre intermittente; cachexie.*

« L'été dernier, M. L...., de la maison Maurel frères, du Sénégal, me fut adressé par mon excellent ami le Dr Boué, médecin en chef à Gorée.

M. L...., à la suite de fréquents accès de fièvre intermittente, était profondément anémié, pour ne pas dire cachectique. Le teint terreux, les gencives étaient saignantes, l'appétit avait disparu. De plus, M. L... présentait un commencement de congestion hépatique, ce qui nécessita son retour en France.

Je l'emmenai avec moi à Siradan, et lui fis prendre de l'eau du Lac à la dose de huit verres au début, ce qui ne tarda pas à déterminer une débâcle bilieuse. Je diminuai alors la dose de quatre verres, et je prescrivis l'eau du Pré aux repas.

Cependant, tous les matins, je soumettais mon malade à des douches générales froides, et faisais diriger particulièrement des jets brisés sur les régions hépatique et splénique.

M. L... repartit pour le Sénégal où il a affronté la dernière épidémie de fièvre jaune sans en ressentir les atteintes. Depuis ce temps M. L... n'a cessé d'habiter cette colonie où, au dire de ses chefs, il jouit d'une santé parfaite. »

Maladies de la peau

Nous n'en dirons qu'un mot. Sans en exagérer l'importance, nous pouvons dire que l'eau du Lac peut rendre des services dans quelques affections cutanées, telles que les ulcères, l'eczéma, le psoriasis et les herpétides en général. Par l'eau prise en boisson qui agit sur l'état général qu'elle relève, sur le sang qu'elle purifie, en même temps que par les douches locales et générales et surtout par une balnéation prolongée, ces affections disparaissent peu à peu : la peau reprend sa souplesse et le teint sa fraîcheur. C'est l'eau du Lac qui sert aux diverses pratiques hydrothérapiques : au sortir du bain on a la peau remarquablement fraîche et onctueuse. Cet effet des bains qui constituent un véritable traitement externe, est tout à fait manifeste. L'eau du Lac a même une singulière propriété : celle de faire disparaître, même par de simples lotions, les verrues.

OBSERVATION (Dr Régi). — *L'eau du Lac et la disparition des verrues.*

« C'est un de mes clients, le chanoine T***, qui attira mon attention sur cette singulière propriété. Il avait été envoyé par moi à ces eaux, assurément pour une autre affection que des verrues, et il me fit remarquer, à la suite de lotions répétées, que plusieurs petites verrues qu'il avait aux doigts avaient disparu pendant un séjour aux eaux. Une autre plus volumineuse avait résisté, mais, un mois après le retour des eaux, il n'en restait plus trace. »

Maladies des organes génitaux de la femme

Troubles de la menstruation. — Hémorrhagies. — Pertes blanches. — Métrites. — Salpingites. — Stérilité.

Les maladies des organes génitaux de la femme, mettant à part les tumeurs qui ressortissent le plus souvent à la chirurgie, sont assez nombreuses : elles sont surtout extrêmement répandues. Et cela se comprend facilement quand on songe que la matrice et les ovaires sont organes si délicats, dont la physiologie est si aisément troublée et dont l'infection septique est des plus communes. Il y a peu d'hommes qui n'aient pas contracté la blennorrhagie et il y en a beaucoup qui l'ont négligée de telle sorte qu'ils deviennent porteurs pour des années d'un écoulement chronique, qui n'est le plus souvent qu'un léger suintement, mais qui n'en est pas moins une source de contamination. Eh bien ! il faut l'avouer, la plupart du temps à leur insu, les conjoints dans leurs rapports sexuels, puisent en même temps que des joies trop souvent éphémères, les germes d'une affection trop durable, ne confondons pas : d'un mal trop durable. Mais cependant que l'épouse ne jette pas trop la pierre à l'époux, car en toute honnêteté, elle peut provoquer chez l'homme par ses pertes blanches, une urétrite aiguë. En somme on peut dire que la contagion blennorrhéique, l'accouchement, la fausse couche forment le trépied de la gynécologie, et qu'on nous permette l'expression : la femme a durant sa vie génitale ces trois épées de Damoclès suspendues au-dessus de son utérus et de ses ovaires. Il est rare qu'elle échappe à l'une d'elles au moins.

Ce n'est pas trop s'avancer non plus, que de dire que la femme est surtout commandée par son utérus : c'est cet organe qui est chez elle le maître capricieux de son organisme. Aussi le moindre trouble physiologique dans son fonctionnement détermine-t-il un retentissement marqué sur l'état général tout entier. Les anciens ne l'ignoraient pas eux-mêmes : *propter solum uterum mulier*, disaient-ils.

Quand l'utérus et ses annexes sont malades, il est bien rare qu'au bout d'un certain temps l'état général ne soit pas touché et ne subisse pas le contrecoup de l'affection utérine : les fonctions digestives se font mal, l'appétit est irrégulier et capricieux, les forces s'amoindrissent, le teint perd sa fraîcheur, une lassitude extrême accable la malade, en même temps que des tiraillements se font sentir dans la région lombaire et qu'une sensation pénible de pesanteur s'accuse dans le bas ventre. Le Dʳ Pozzi a décrit magistralement dans son beau *Traité de gynécologie*, ce retentissement sur l'état général de la femme qui porte sur son visage, dans son habitus extérieur, les stigmates de son mal ; ce chirurgien a groupé l'ensemble de ces symptômes sous le nom de : syndrôme utérin.

Mais il n'y a pas que la femme parvenue à la vie génitale, qui puisse être troublée par les affections que nous venons d'envisager ; la jeune fille, la vierge, paye aussi son tribut aux maladies spéciales de l'utérus. Chez elle, le plus souvent, c'est l'*instauration menstruelle* qui se fait difficilement ; les règles sont tardives à apparaitre, ou bien une fois établies, sont irrégulières, douloureuses, accompagnées ou suivies trop souvent de pertes blanches, de leucorrhée. Il existe même une *métrite virginale*. Les eaux de Siradan donnent dans ces cas des résultats absolument incontestables. Elles régularisent la circulation locale sanguine, rétablissent l'équilibre dans les diverses fonctions vitales, modifient les sécrétions morbides, tarissent les pertes blanches, signes chez la jeune fille d'un état plus ou moins accusé d'anémie. Ces troubles guérissent, comme certaines conjonctivites, certaines blépharites disparaissent, par le relèvement de la santé générale. La balnéation, les douches, les eaux ferrugineuses prises en même temps que l'eau du Lac, les promenades, l'air de la montagne, arrivent à ce résultat, combinant un traitement doublement hydrominéral : salin et ferrugineux, à la cure d'altitude bien préférable à l'air de la mer qui surprend trop vivement ces tempéraments délicats.

Dans les *troubles de la menstruation*, l'eau du Lac en boisson, par le même mécanisme que nous venons d'indiquer et par les adjuvants auxquels nous avons fait allusion : les bains alcalins qui permettent au moyen d'un speculum grillagé de faire une balnéation locale de la muqueuse vaginale et du col de l'utérus, donne des résultats qui semblent de prime abord diamétralement opposés. Ainsi dans les *suppressions de règles*, ou la difficulté de leur écoulement, *dysménorrhée*, elle provoque le flux cataménial, augmente la quantité de sang et facilite sa sortie en même temps qu'elle apaise les troubles nerveux parfois hystériformes qui en sont la conséquence. Au contraire, chez les fe: :nes prédisposées aux *métrorrhagies* qui ne sont pas causées par un gros fibrome bien entendu, elles modèrent le flux sanguin. Nous donnerons plus loin une observation de ce résultat qui paraît paradoxal.

Pour ce qui est des *salpingites* et des *salpingo-ovarites* si communes, et qui nécessitent souvent une intervention chirurgicale, la laparotomie ou l'hysterectomie, il est de toute évidence qu'avant d'en arriver à recourir à l'opération qui est la seule planche de salut à un moment donné, ces lésions passent par une période de début où elles sont curables par un traitement moins radical mais bien compris et qui exige beaucoup de patience. C'est à cette phase que le traitement dit médical pourra faire œuvre utile en ne négligeant pas les grandes ressources que peuvent apporter les eaux minérales en pratiques hydrothérapiques principalement. L'eau du Lac sera donc utilisée avec grand profit pour calmer l'état congestif de l'utérus et de ses annexes, trompes et ovaires, pour atténuer les douleurs localisées sur les côtés du ventre et combattre l'état nerveux concomitant.

Nous avons fait allusion, au début de cette étude, à la vertu qu'on donnait, depuis une époque reculée, à l'eau de Siradan de guérir la *stérilité*. Nous avons même dit qu'on avait cru trouver indiqué dans l'étymologie du nom de cette station ce pouvoir prolifique. Dire qu'une eau minérale peut guérir l'infécondité paraît une prétention outrée ! Les eaux de Siradan ne guérissent pas toujours la stérilité quelle qu'en soit la cause, évidemment : en pareil cas, qui veut trop prouver ne prouve rien. Il est certain que si elle résulte d'un vice de conformation, de l'absence d'un organe indispensable à la génération, aucun moyen chirurgical ne peut y porter remède, encore moins l'eau de Siradan.

Mais si la stérilité reconnaît pour cause une altération du sang (anémie, chlorose), des troubles de la menstruation ou une affection utérine ou annexielle, justiciable de ces eaux, nul doute qu'elle disparaisse avec la cause qui l'a produite.

Un exemple fera comprendre facilement: des femmes atteintes de leucorrhées abondantes, d'une acidité très prononcée sont souvent infécondes. Si, à l'aide d'un traitement hydro-minéral bien dirigé, on parvient à supprimer ces pertes blanches ou du moins à en corriger l'acidité, l'infécondité pourra disparaître, car les spermatozoïdes pourront jouer leur rôle, n'étant plus annihilés par ces milieux acides: tout le monde sait, en effet, que les spermatozoïdes ne peuvent vivre qu'en milieu alcalin.

La question des causes de la stérilité est complexe, mais l'explication que nous donnons pour deux d'entre elles est tout à fait plausible : stérilité par faiblesse générale, débilitation d'un organisme qui ne répond pas aux sollicitations de la nature ; stérilité par mort des spermatozoïdes en milieux acides inhabitables pour eux.

Nous insistons à dessein sur ces considérations afin qu'on ne puisse nous prêter gratuitement l'opinion que les eaux de Siradan sont un spécifique infaillible contre l'infécondité.

OBSERVATION (Dr Régi). — *Ménorrhagies. — Suppression des règles.*

« Il y a trois ans, j'envoyai à Siradan deux de mes clientes. Chez l'une d'elles, atteinte de ménorrhagie chlorotique, le flux menstruel, quoique je fasse, prenait chaque mois les proportions d'une hémorrhagie qui ne laissait pas que de m'inspirer de vives inquiétudes. Chez l'autre, les règles s'étaient supprimées depuis son mariage, datant d'un an environ.

En se voyant, elles se firent de petites confidences, qui leur apprirent qu'elles étaient envoyées aux mêmes eaux pour des affections qui semblaient tout à fait différentes. De cette découverte à conclure que je m'étais trompé, au moins pour l'une d'elles, il n'y avait qu'un pas ; aussi le cas fut-il soumis au médecin de l'établissement, qui leur conseilla de continuer le traitement et de s'en remettre au temps pour trancher la question.

Trois semaines ou un mois après, mes deux clientes, parfaitement rétablies vinrent me remercier de les avoir envoyées aux eaux de Siradan. C'est alors qu'elles me firent part en riant, des craintes qu'elles avaient eues et du manque momentané de confiance dans la sagacité de leur médecin. »

OBSERVATION (Dr Régi). — *Pertes leucorrhéiques profuses. — Stérilité.*

« M. D... était affligé depuis quelques années, d'un flux hémorrhoïdal, qui avait déterminé chez lui un état cachectique très prononcé. Ayant entendu parler des eaux de Siradan, il y vint accompagné de sa dame, âgée de 32 ans. Celle-ci, depuis son mariage, était atteinte d'aménorrhée et de chlorose.

Que l'infécondité vînt du chef du mari ou de la femme, ce qui pouvait parfaitement arriver, vu l'extrême débilité de l'un et l'affection de l'autre, le tout est que le ménage était sans enfants, ce qui faisait le désespoir des époux D... ; M. D... fut mis à l'usage de l'eau du Pré, prise d'abord coupée avec le vin, puis enfin prise à la source même le matin à jeun. L'eau du Lac intervenait à la dose de trois à quatre verres le matin, quand il y avait menace de constipation. Chaque jour, il était administré au malade une douche ascendante froide (*source du Lac*).

Dès le dixième jour, l'hémorrhagie avait disparu pour ne plus reparaître. On continua l'eau du Pré à la dose d'un verre et demi le matin et d'un demi-verre le soir ; la douche fut maintenue pendant quatre ou cinq jours encore par mesure de précaution. Grâce à ce traitement, M. D... reprit rapidement ses forces, on vit reparaître les couleurs depuis longtemps disparues, et le malade s'achemina rapidement vers une guérison qui ne s'est jamais démentie.

Voici maintenant le côté le plus intéressant de cette observation. Mme D... était venue à Siradan simplement pour tenir compagnie à son mari, sans la moindre intention de suivre un traitement. Tout en accompagnant son mari à la source du Pré, la fraîcheur de l'eau la tenta, et elle en but ; ne se trouvant pas incommodée, elle en but le lendemain et les jours suivants pendant toute la durée du traitement de son mari. Quelques bains et quelques verres d'eau du Lac furent pris çà et là, plutôt par désœuvrance.

Avant la fin de la saison, Mme D... voyait disparaître les pertes blanches qu'elle avait chaque mois en grande abondance, les règles reparurent, et avec elles, la santé revint rapidement.

En faisant sa visite d'adieu au médecin de l'établissement, Mme D... lui dit : « Je suis venue à Siradan vieille femme, et j'en repars jeune fille. » Un an plus tard, comme preuve de la cure, M. Bordères recevait une lettre dans laquelle le couple D... lui faisait part de la naissance d'un héritier.

Ici, certainement, la stérilité était le résultat de l'aménorrhée et des leucorrhées consécutives, aussi disparut-elle avec ces dernières. »

Maladies de l'estomac et de l'intestin

Dyspepsies. — Gastralgie. — Gastrites. — Entérites. Diarrhées. — Constipation. — Hémorrhoïdes.

L'arsenal thérapeutique des affections gastriques a été jusqu'ici tellement multiple et complexe que l'on a pu voir dans ce fait une preuve de son insuffisance. Cependant, les recherches modernes et les beaux travaux de Hayem et Winter sur le chimisme stomacal ont jeté une lumière toute nouvelle sur la pathologie gastrique et, par suite, fait entrer le traitement des maladies de l'estomac dans une voie mieux tracée et plus rationnelle. L'usage des poudres digestives, du lavage de l'estomac, et des alcalins sont, à l'heure présente, les principaux facteurs de guérison mis en œuvre. Mais l'usage des alcalins rend son maximum d'effet quand il est pratiqué dans certaines conditions que remplissent seules les sources minérales ! Ainsi, une dose donnée de bicarbonate de soude ne vaudra jamais, au point de vue thérapeutique, une quantité d'eau minérale bicarbonatée sodique. Les traités de maladies gastriques, en particulier le livre des Drs Debove (de Paris) et Rémond (de Metz) n'ont pas passé ce point sous silence.

C'est ainsi que l'eau du Lac de Siradan exerce une action vraiment salutaire contre les différentes formes de *dyspepsie*, soit liées à un état morbide de la glande hépatique, soit associées aux affections rénales et utéro-ovariennes, soit encore placées sous la dépendance de la diathèse arthritique et des états névropathiques tels que l'hystérie et la neurasthérie.

Il est peu de dyspepsies qui ne trouvent à Siradan ou guérison ou soulagement marqué, et rarement un dyspeptique quitte la station sans avoir à enregistrer un résultat avantageux.

La dyspepsie finit par porter atteinte à l'économie toute entière : les digestions se font mal, le sommeil est perdu, les forces sont diminuées, les selles irrégulières, le système nerveux surexcité.

Grâce à l'eau de la source du Lac, prise en boisson et en lavages de l'estomac, eau qui se présente dans des conditions thermiques très favorables puisqu'elle possède une température de 13° au sortir du griffon, et qui offre un degré de minéralisation tout à fait approprié, les divers symptômes dyspeptiques disparaîtront en même temps que se produira le relèvement rapide des forces. Il est facile de saisir le mécanisme de cette action. L'estomac a en effet un double rôle : glándulaire et moteur; que la sécrétion soit altérée par le ralentissement nutritif général, les eaux de Siradan par leur alcalinité régulariseront la sécrétion chlorhydrique ramenée à la normale ; de plus elles mettront obstacle aux fermentations gastriques qui se développent dans une cavité stomacale devenue. atone, et la fibre musculaire de l'estomac retrouvera aussi sa contractilité. Grâce aux bains alcalins et aux pratiques hydrothérapiques, il y aura une sédation très marquée de tous les symptômes nerveux qui sont la résultante de ces états gastriques.

La *gastralgie*, les *gastrites* en général et l'*ulcère de l'estomac* se trouvent fort bien de l'eau du Lac. N'oublions pas qu'il est facile, en pays de montagnes, comme l'est Siradan, de se procurer du lait vraiment supérieur, tout à fait pur, que les malades les plus réfractaires peuvent prendre sans répugnance, et de combiner le régime lacté au régime alcalin. Au bout de quelques jours de traitement, nous pouvons promettre la ces-

sation de douleurs parfois si pénibles, de la sensation de brû-
lure au creux épigastrique, et la disparition des hématémèses
et du melœna.

La *diarrhée* et la *constipation* qui traduisent une *gastro-
entérite* retireront aussi un grand bénéfice des mêmes eaux.
Les douches ascendantes minérales froides sont le meilleur
remède qu'on puisse leur opposer, ainsi qu'aux *hémorrhoïdes*
turgescentes, douloureuses, et déterminant des hémorrhagies.

Maladies du système nerveux

Dans l'énumération déjà faite des affections traitées à Siradan, nous avons eu l'occasion de parler d'états névropathiques variés, hystériformes même, liés à des maladies
diverses, en particulier aux affections de l'utérus et de ses
annexes et aux affections du tube digestif. En dehors des
lésions tout à fait systématisées du cerveau et de la moelle,
les eaux de Siradan sont appelées à rendre d'éminents services à ces états nerveux extrèmement variés et si répandus qu'occasionnent les maladies précitées et aussi le surmenage de la
vie si intense, si inquiète des grands centres, les labeurs intel-
lectuels, la vie de lutte et les nécessités de la vie mondaine.

Avec bien d'autres eaux thermales alcalines, celles de Siradan possèdent des propriétés communes, mais elles se dis-
tinguent entre toutes, et grâce à leur composition chimique,
par leur vertu supérieurement sédative. Ce point est capital,
car elles ne provoquent pas les accidents assez fréquents des
eaux alcalinisées trop fortes, comme celles de Vichy, Vals,
Capvern, etc., et de plus elles peuvent être utilisées pour tem-
pérer le traitement nécessaire d'eaux plus concentrées ou à
action minérale différente, comme les eaux sulfureuses. Il y a
longtemps que le Dr Fontan de Luchon ne laissait presque
jamais terminer un traitement par les eaux sulfureuses, sans
envoyer ses malades passer quelques jours à Siradan : il ob-
tenait ainsi d'excellents résultats en contrebalançant par des
eaux alcalinisées faibles la trop grande excitation que produi-
sent souvent les eaux de Luchon.

Des stations thermales possèdent bien, quelques-unes, à

côté de sources à minéralisation forte, des sources à action
plus tempérée, mais ces sources sont très généralement fort
éloignées les unes des autres. Aller de l'une à l'autre eau pour
amoindrir l'effet de la première, ne nous parait qu'un bien
mince avantage, et du reste on en perd tout le bénéfice s'il
faut le gagner par une marche fatigante ou par le voyage en
omnibus ou en voiture pendant la forte chaleur. C'est ce qui
arrive à Capvern par exemple où la source d'Hount-Caoude,
surexcitante, est éloignée de 4 kilomètres de la source du
Bouridé, sédative. Autant vaut-il se soumettre immédiatement à une eau comme celle de Siradan, qui remplit toutes
les conditions thérapeutiques voulues et que l'on peut prendre sans déplacement pénible, et dirons-nous, en tout agré-
ment, car elle est bien plus agréable à boire que les eaux
concentrées qui exigent de la volonté et de la résignation
ensemble, pour les absorber.

La situation topographique de Siradan sur laquelle nous
avons insisté au début, la pureté de son air, la douceur et
l'égalité certaine de son climat, son altitude moyenne de
470 mètres, sa protection toute spéciale, par les montagnes qui
l'entourent, contre les variations subites de température
et les vents du Nord et du Midi, ses eaux sédatives au plus
haut chef, en font en vérité un endroit d'élection pour un
établissement de maladies nerveuses.

II. — **Maladies traitées par les eaux ferrugineuses**
(Source du Pré, Source du Chemin)

Chlorose. — Anémie. — Lymphatisme.

Nous dirons seulement quelques mots de l'action des eaux
ferrugineuses de Siradan sur ces maladies. Mais ce n'est pas
qu'à l'*anémie* et à la *chlorose* que ces eaux seront secourables.
Elles leur sont, il est vrai, plus spécialement indiquées, mais
elles n'en sont pas moins utiles comme adjuvantes de l'eau
alcaline du Lac, et ce n'est pas un des moindres avantages de
cette station de pouvoir combiner le traitement alcalin avec
le traitement ferrugineux. Ce n'est pas que la chloro-anémie
qui doit bénéficier de l'eau ferrugineuse, c'est aussi tout

état de débilitation déterminé par une maladie du foie, du tube digestif, de l'utérus et de ses annexes, c'est aussi toute *cachexie* quelle qu'en soit la cause. Aussi ne reviendrons-nous pas sur ces chapitres pour éviter des redites inutiles.

On a administré contre l'anémie, le fer sous forme de médicaments les plus variés. Ils exercent à la vérité une action salutaire, mais ils ne sont pas à l'abri de tout reproche : la quantité de fer qu'ils contiennent est loin d'être entièrement assimilée, de plus elle détermine parfois des phénomènes congestifs qui ne sont pas sans inconvénients : il faut que ce principe minéral existe avec d'autres substances adjuvantes et dans certaines proportions minimes, conditions que la nature seule a pu réaliser dans les sources ferrugineuses.

Nous avons établi plus haut par énumération complète que les eaux ferrugineuses de Siradan comptent parmi les très rares que possède la France, et qu'elles sont les seules connues dans les Pyrénées. Comparativement aux autres eaux ferrugineuses, celles de Siradan ne leur cèdent en rien au point de vue des principes toniques et reconstituants. Elles relèvent, en effet, les forces épuisées, en rendant au sang sa richesse et sa couleur vermeille par la formation de l'hémoglobine qu'elles favorisent. De plus, elles sont d'une digestion et d'une assimilation faciles : elles conviennent aux estomacs les plus délabrés. Cet avantage est dû à l'acide carbonique qu'elles contiennent et qui est l'agent digestif du fer par excellence.

Sous l'influence d'une activité physiologique trop intense, comme, par exemple, à l'époque de la puberté, ou de mauvaises conditions hygiéniques (vie casanière, privation d'air, surmenage), les globules diminuent, laissent échapper leur hémoglobine et leur fer, le sang perd sa couleur, de là le teint pâle, verdâtre des jeunes chlorotiques. Les phénomènes respiratoires s'accomplissent avec moins d'intensité, les digestions se font mal, l'appétit est nul; du côté génital on observe des troubles menstruels, irrégularité des époques, flueurs blanches, pertes précoces, etc. Cet état chloro-anémique ne laisse pas que d'inspirer de vives inquiétudes. L'âge y apporte une certaine amélioration sans doute, mais il serait cependant téméraire de le laisser se prolonger, car il aurait l'influence la plus fâcheuse sur le développement et la terminaison des maladies. Il formerait une sorte d'aptitude à les contracter, par suite du défaut de résistance de ces organismes à leur invasion.

Mais à côté de la chlorose des jeunes filles, il faut parler de l'anémie chez les femmes, à la production de laquelle les grossesses répétées, l'allaitement, la vie confinée, le manque d'exercice, sont loin d'être étrangers. Le sang, régulateur du système nerveux, étant trop faible, laisse la prédominance à ce dernier. De là ces troubles si multiples, si variés, occasionnés par ce système. Chlorotiques et anémiques ont les mêmes caractères communs : pauvreté en globules, pauvreté en hémoglobine, pauvreté en fer.

Pour cet état de débilité souvent accentuée, les eaux ferrugineuses de Siradan sont tout indiquées.

Ces eaux ont également des effets heureux sur les enfants dont la *croissance* est troublée, atteints de *lymphatisme*, de *rachitisme*; et sont efficaces contre des affections de l'œil, *kératites, conjonctivites* qui sont dues davantage à la faiblesse de l'état général qu'à une lésion locale.

Les Eaux de Siradan et les Maladies chirurgicales

La chirurgie moderne a un domaine, dans la pathologie, dont elle reste absolument maîtresse, et il est de toute évidence que pour certaines affections ou des maladies arrivées à un certain degré, le traitement médical et le traitement thermal restent absolument impuissants. Une vésicule biliaire obstruée de calculs considérables, un canal cholédoque oblitéré et déterminant une rétention biliaire, réclament l'intervention chirurgicale qui offre seule le salut; de même un gros calcul du rein ou de la vessie nécessite ou la néphrotomie ou la lithotritie ou la taille; de même l'appendicite à crises répétées veut la laparotomie; de même encore les affections de l'utérus et de ses annexes qui se sont marquées par des lésions irrémédiables et des phénomènes douloureux dont aucun traitement ne vient à bout.

Cependant, pour beaucoup de ces maladies dont nous venons de ne donner qu'un petit aperçu, celles en particulier qui sont sous la dépendance d'une grande diathèse : urique, lithiase biliaire, il est certain que dans les cas où l'opération n'aura pu être évitée, le traitement par les eaux minérales aura préparé un terrain plus sûr, et aura mis du côté du malade les plus grandes chances de réussite, et le chirurgien sera d'autant plus heureux dans son entreprise qu'il agira sur un organisme relevé de façon à pouvoir faire les frais de résistance à l'acte chirurgical.

On comprendra facilement encore que les opérés, se trouveront fort bien, quand la saison le permettra, de se rendre aux eaux pour se remettre complètement des suites de la maladie, et recouvrer les forces un peu anéanties par des interventions importantes. De plus, ils préviendront ainsi les récidives d'affections dont la chirurgie a paré d'une façon urgente les plus grands dangers.

Il y aurait beaucoup à dire encore sur les eaux de Siradan et leurs vertus curatives, sur les conditions nombreuses auxquelles répond cette station thermale, mais ce résumé que nous avons essayé de rendre clair et intéressant, suffit, pensons-nous, à montrer que Siradan est appelé au plus brillant avenir et mérite d'avoir sa place parmi les Eaux thermales les plus connues à juste titre.

CONCLUSIONS

Nous donnons ces conclusions en partie à titre de résumé des matières contenues dans ce travail. Plusieurs sont reproduites presque textuellement d'après la thèse très intéressante et remarquée, sur Siradan, du docteur Gutmann, soutenue récemment devant la Faculté de Paris.

I. — La station de Siradan (Hautes-Pyrénées) comprend deux sortes de sources : 1° Des sources sulfatées, calciques et magnésiennes ; 2° des sources ferrugineuses.

II. — La source alcaline (source du Lac) appartient à la classe des eaux salines séléniteuses. Très bien captée, son débit est de 70,000 litres en 24 heures; la température de cette eau est de 13°; elle est très agréable à boire, ne dépose pas et ne se décompose pas; elle permet l'adjonction, parfois très utile, de principes médicamenteux, tels que le sublimé et autres substances chimiques qui ne la décomposent pas.

III. — Les sources ferrugineuses au nombre de deux (source du Pré et source du Chemin) ont une limpidité parfaite, et laissent déposer, au bout d'un certain temps, sur les parois des récipients une teinte rouge-ocre, due au mélange de carbonate de chaux et d'oxyde de fer. Ces eaux ont une légère odeur ferrugineuse qui n'est pas du tout désagréable : leur température est de 8° à la source; elles ne décomposent pas le vin et on les boit avec plaisir.

Les sources ferrugineuses de la France sont très peu nombreuses et celles de Siradan peuvent être comptées comme à peu près les seules importantes de la chaine pyrénéenne.

IV. — Les eaux de Siradan, à l'encontre de certaines eaux fortement salines ou sulfureuses, ne présentent pas de contre-indications à proprement parler ; elles ne peuvent faire mal qu'ingérées en trop grande quantité.

V. — Les eaux de Siradan s'adressent à une catégorie bien définie de maladies, mais comme les eaux thermales en général et par suite de circonstances adjuvantes énumérées dans ce travail, elles contribuent aussi à relever les organismes affaiblis ou cachectisés.

Cependant, Siradan n'est pas et n'aspire pas à être une station de tuberculeux qui ont leur climat et leur sanatoria spéciaux d'ailleurs. Le médecin retiendra ce détail important, concernant les familles qui ne sont pas touchées par le terrible mal, et surtout pour les enfants si aptes à contracter la tuberculose.

VI. — L'eau alcaline (source du Lac) s'adresse plus spécialement aux affections lithiasiques : biliaire et urinaire, et d'une façon plus générale aux maladies par ralentissement de la nutrition : par conséquent la goutte, le diabète, etc.

Les maladies de l'utérus et de ses annexes (métrites, salpingites, etc.) en retirent de grands avantages, mais moins par
un mécanisme local que par le relèvement de la santé générale auquel contribuent un traitement doublement hydro-minéral, salin et ferrugineux, et la cure d'altitude moyenne, préférable à l'air marin qui surprend trop certains tempéraments
délicats.

Accessoirement se trouvent bien de ces eaux quelques affections du tube digestif, certains états névropathiques, et ces
derniers, grâce à une action éminemment sédative que ne possèdent pas les eaux alcalinisées trop fortes, comme Vichy,
Vals, Capvern, etc.

VII. — Les eaux de Siradan seront fort utiles pour activer la
convalescence des maladies calculeuses qui ont dû nécessiter
des opérations urgentes ou inévitables : elles maintiendront
les résultats acquis par la chirurgie et lutteront contre les récidives possibles. Il en sera de même pour les affections utero-
ovariennes.

VIII. — Siradan est à une altitude de 470 mètres, c'est-à-dire à
une altitude moyenne. Sa situation géographique, la disposition des contreforts de montagnes non couvertes de neiges éternelles, mettent cette station dans des conditions climatériques
excellentes et à l'abri des oscillations barométriques brusques.
Par son état de salubrité parfaite, par la pureté de son air
tamisé pour ainsi dire à l'odeur résineuse des pins et des
plantes aromatiques des montagnes voisines, par l'avantage
incalculable et exceptionnel de grouper en un même endroit,
très rapprochées, deux sortes de sources très différentes, les
unes à principes alcalins, les autres à principes ferrugineux,
Siradan possède les attributs d'une station thermale presque
idéale, et l'on peut affirmer que c'est un endroit d'élection où
la cure d'air, la cure d'altitude et la cure d'eau peuvent se
prêter un mutuel et puissant concours pour le plus grand bien
des malades.

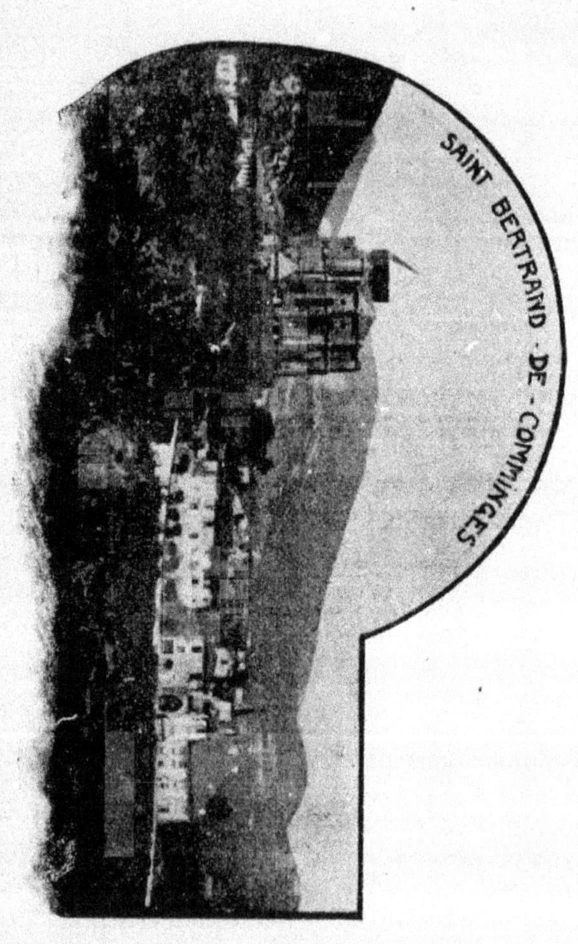

SAINT BERTRAND · DE · COMMINGES

APPENDICE

EXCURSIONS

Mauléon-Barousse.

C'est le chef-lieu du canton, petite ville très pittoresque, à
5 *kilomètres de* Siradan. La route qui y conduit suit la riante
vallée de la Barousse, arrosée par le ruisseau qui lui a donné
son nom. L'Ourse, reçoit, au pied de l'ancien château de Mauléon, la Saoule qui, pour l'y rejoindre, s'est frayé un passage
dans le roc calcaire, et a formé ainsi un vaste arceau, un
pont naturel dont l'effet est des plus saisissants. On a pratiqué
sous le roc une ouverture au moyen de laquelle on détourne
à volonté le torrent qui, après avoir traversé un châssis
treillissé, laisse au fond de son lit, mis à sec, des truites souvent énormes que l'on ramasse à l'envi. La route de Mauléon
se continue vers les chalets de Saint-Nérée et se perd dans
un pays de solitude et de vastes forêts.

Saint-Bertrand-de-Comminges.

Chef-lieu de canton situé sur un monticule, *à 10 kilomètres*
de Siradan. Ses remparts gallo-romains et sa cathédrale
(*monument historique*) évoquent des souvenirs historiques du
plus haut intérêt.

Gargas.

Où se trouve la grotte de ce nom, l'une des plus curieuses
de la chaine des Pyrénées. (*Distance : 15 kilomètres.*)

Barbazan.

Son château, dont la construction remonte au neuvième
siècle, et son lac, qui mesure une demi-lieue de circonférence,
sont légendaires. (*Distance : 12 kilomètres.*)

Saint-Béat.

Petite ville célèbre par ses carrières de marbre, dont l'exploitation remonte aux temps les plus reculés. (*Distance : 12 kilomètres.*)

Le Pont-du-Roi.

Point de séparation des territoires français et espagnol. (*Distance : 20 kilomètres.*)

Lez.

Village espagnol, dont l'établissement des bains (*sources sulfureuses*), construit sur des ruines romaines, attire la curiosité des touristes. (*Distance : 24 kilomètres.*)

Troubat.

Ses carrières de marbre très estimé et sa grotte sont fréquemment visitées. (*Distance : 5 kilomètres.*)

Les Pantières.

Montagnes renommées, où se fait une chasse des plus originales et pleine d'attrait, celle des pigeons ramiers, au moment de leur passage régulier de l'est à l'ouest, en suivant la chaîne inférieure des Pyrénées. (*Distance : 15 kilomètres.*)

Luchon.

Le rendez-vous du monde élégant, le site le plus beau des Pyrénées, dont la réputation est universelle. (*Distance : 21 kilomètres par le chemin de fer.*)

Nous terminons cette énumération en rappelant que, par la voie ferrée, on peut, en quelques heures, visiter : TARBES, chef-lieu du département; LOURDES où les pèlerinages se succèdent venant de tous les pays. Enfin, en poursuivant sa route, le voyageur n'oubliera pas la jolie ville de PAU, dont le château réveille tant de souvenirs historiques.

RENSEIGNEMENTS

SIRADAN (Hautes-Pyrénées)

ETABLISSEMENT THERMAL & D'HYDROTHÉRAPIE, ouvert du 1er Mai au 1er Novembre

Ligne du chemin de fer de Montréjeau à Luchon.
Station de Saléchan-Siradan (à 20 kilomètres de Luchon).
Autorisation de l'État — Approbation de l'Académie de Médecine

HOTEL

Sous la direction d'une administration nouvelle, l'E.ablissement a été entièrement reconstruit et considérablement agrandi et se compose d'un hôtel très confortable à des prix très modérés ; chambres à partir de 1 fr.; restaurant à la carte et table d'hôte à 5 fr. 50 par jour. L'hôtel comprend des salons, une salle de billard, des salons particuliers. Une nouvelle et vaste construction, contiguë à l'Etablissement, est disposée en cuisines et salles à manger pour les personnes qui désirent faire leur ménage.

Un très beau et vaste parc de 40,000 mètres carrés, au milieu duquel sont les sources, forme une dépendance de l'Etablissement.

HYDROTHÉRAPIE ; — BAINS ; — BUVETTES

Les eaux de Siradan se prennent en boisson, en bains et en douches.

La partie spécialement affectée au service des bains et des douches se compose de deux grandes galeries très confortables et d'un établissement très complet d'hydrothérapie, de nature à satisfaire toutes les prescriptions médicales.

Les baignoires sont en tôle émaillée. Les prix des bains pour la Galerie A est de 1 fr., celui des bains de la Galerie B est de 0 fr. 75.

Les douches diverses sont de 1 fr. 25.

L'abonnement de 20 jours aux buvettes de l'Etablissement est de 3 fr.

Prix des eaux en gare de Saléchan : caisse de 50 bouteilles, 30 francs ; caisse de 25 bouteilles, 16 fr. Dépôts à Toulouse, chez Auba et Dieuzaide et dans toutes les pharmacies.

MEDECIN

Un médecin spécial est attaché à l'Etablissement.

EXCURSIONS

Voir plus haut. Les routes sont faciles pour bicyclettes et automobiles.

Un service régulier de transport est fait entre Barbazan et Siradan.

Guides, chevaux, voitures, écuries et remises à la disposition des baigneurs.

Pour tous les renseignements, s'adresser au Directeur de Siradan.

TABLE DES MATIÈRES

4490. — PARIS. — IMP. DE SOURDS-MUETS, 111ter, RUE D'ALÉSIA.

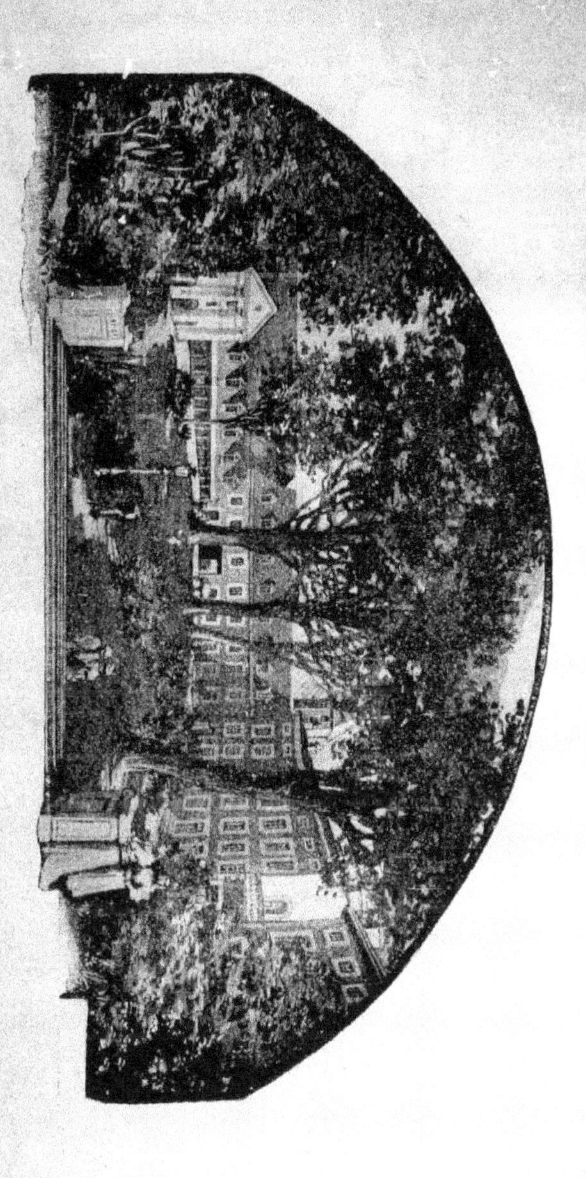